Das komplette Mittelmeer-Diät-Kochbuch

143 einfache und leckere küchenerprobte Rezepte für jeden Tag gut essen und Ihr Immunsystem stärken

Med Küche Akademie

Kein Teil dieses Buches darf ohne schriftliche Genehmigung des Autors in irgendeiner Form oder mit irgendwelchen Mitteln, elektronisch oder mechanisch, einschließlich Fotokopie, Aufzeichnung oder durch ein Informationsspeicher- und Abruf System, vervielfältigt oder übertragen werden, mit Ausnahme der Aufnahme von kurzen Zitaten in eine Rezension.

Haftungsbeschränkung und Gewährleistungsausschluss: Der Herausgeber hat sich bei der Erstellung dieses Buches nach besten Kräften bemüht, und die hierin enthaltenen Informationen werden "wie besehen" bereitgestellt. Dieses Buch dient der Information und Motivation unserer Leser. Es wird mit der Maßgabe verkauft, dass der Herausgeber nicht beauftragt ist, irgendeine Art von psychologischer, rechtlicher oder sonstiger professioneller Beratung zu leisten. Der Inhalt der einzelnen Artikel ist der alleinige Ausdruck und die Meinung des Autors und nicht unbedingt die des

Herausgebers. Die Entscheidung des Herausgebers, Inhalte in diesen Band aufzunehmen, stellt keine Zusicherung oder Garantie dar. Weder der Herausgeber noch die einzelnen Autoren haften für physische, psychische, emotionale, finanzielle oder kommerzielle Schäden, einschließlich, aber nicht beschränkt auf spezielle, zufällige, nachfolgende oder andere Schäden. Unsere Ansichten und Rechte sind die gleichen: Sie sind für Ihre eigenen Entscheidungen, Handlungen und Ergebnisse verantwortlich.

Copyright 2021©by Med Küche Academy. Alle Rechte vorbehalten.

- EINFÜHRUNG 4
- WAS IST DIE MITTELMEER-DIÄT? 6
- WAS MAN ESSEN UND WAS MAN VERMEIDEN SOLLTE 23
- DIE MEDITERRANE ERNÄHRUNGSPYRAMIDE 33
- FRÜHSTÜCKS-REZEPTE 43
- PASTA- UND PIZZA-REZEPTE 90
- GEMÜSE-REZEPTE 110
- FISCH-REZEPTE 165
- FLEISCH-REZEPTE 216
- BOHNEN REIS UND KÖRNER 246
- SALAT- UND SUPPENREZEPTE 262
- SEITEN 283
- DESSERTS UND SNACKS REZEPTE 316
- FAZIT 358

Einführung

Die Mittelmeerdiät ist eine der wenigen Diäten, die sich auf die Gesundheit derjenigen auswirken, die sie befolgen. Es handelt sich dabei nicht einmal um eine Diät, wie Sie etwas später erfahren werden, sondern um einen Lebensstil, der ein Leben lang praktiziert werden kann.

Gedanken an Armut, Hunger und die Aufnahme von geschmacklosen Lebensmitteln kommen uns immer in den Sinn, wenn wir an Diäten denken. Das sollte jedoch nicht der Fall sein. Eine Diät ist eine Ernährungsweise, bei der wir uns auf den Verzehr einiger Lebensmittel konzentrieren, während wir den Verzehr anderer einschränken oder reduzieren. Eine Diät kann sowohl eine Gewichtsabnahme als auch eine Gewichtszunahme anstreben. Neben der Gewichtsreduktion kann die Diät auch darauf abzielen, die Symptome einer Reihe von Erkrankungen zu verbessern, die eng mit der Ernährung zusammenhängen. Dazu gehören z. B. Diabetes Typ 2, hoher Cholesterinspiegel, Bluthochdruck, metabolisches Syndrom und sogar Krebs.

Wenn wir uns für eine bestimmte Diät oder Ernährungsweise entscheiden, um unsere Gesundheit zu verbessern, müssen die Veränderungen, die wir vornehmen, langfristig sein.

Vermeiden Sie kurzfristige Diäten, die schnelle Ergebnisse versprechen, da sie Ihrer Gesundheit drastisch schaden können und oft zu schlechten und kurzlebigen Ergebnissen führen, wenn überhaupt.

Eine langfristige Diät ist die Mittelmeerdiät. Es ist nicht einmal nur eine Diät, sondern eine Diät, die wir für eine lange Zeit oder ein Leben lang befolgen.

Was ist die Mittelmeer-Diät?

Die mediterrane Ernährung ist mehr als eine Diät. Sie ist ein Lebensstil. Es ist eine Art zu essen, um ein erfülltes und gesundes Leben zu führen. Wenn Sie diese Art der Ernährung befolgen, werden Sie nicht nur Gewicht verlieren, sondern auch Ihr Herz stärken und Ihren Körper mit allen richtigen Nährstoffen versorgen, die für ein langes und produktives Leben notwendig sind. Menschen, die sich nach der Mittelmeerdiät ernähren, haben ein geringeres Risiko für Alzheimer und Krebs, eine bessere allgemeine kardiovaskuläre Gesundheit und eine längere Lebenserwartung. Die Bausteine einer mediterranen Ernährung sind Lebensmittel, die reich an gesunden Ölen, wenig gesättigte Fette und viel Gemüse und frisches Obst enthalten.

Die Mittelmeerdiät konzentriert sich auf typische Lebensmittel und Rezepte, die Sie in der mediterranen Küche finden. Hier sehen Sie, was die mediterrane Ernährung ausmacht. Diese Diät beinhaltet den Verzehr von viel Gemüse und Getreide, Obst, Reis und Nudeln bei gleichzeitiger Einschränkung von Fetten, den Ersatz von Salz durch Kräuter und Gewürze sowie den Verzehr von Fisch und Geflügel anstelle von rotem Fleisch.

Die Mittelmeerdiät enthält nicht viel rotes Fleisch. Nüsse sind ein gesunder Teil dieser Diät. Allerdings sollte man sich auf etwa eine Handvoll pro Tag beschränken.

Nüsse haben einen hohen Fettanteil, aber ein hoher Prozentsatz des Fettes ist nicht gesättigt.

Nüsse sind auch sehr kalorienreich, also achten Sie sorgfältig auf die Menge, die Sie essen. Vermeiden Sie gesalzene Nüsse und mit Honig geröstete oder kandierte Nüsse.

Es kann ein Glas Rotwein pro Tag und regelmäßige körperliche Aktivitäten beinhalten, um die bemerkenswerten gesundheitlichen Vorteile voll auszuschöpfen. Aufgrund ihrer einzigartigen Lage unterstützt das Klima frisches Obst, Gemüse und einige der besten Meeresfrüchte der Welt.

Bei dieser Diät geht es nicht darum, den Gesamtfettkonsum einzuschränken. Stattdessen liegt der Schwerpunkt auf einer klügeren Auswahl der Fettarten, die Sie zu sich nehmen. Diese Diät rät vom Verzehr von Transfetten und gesättigten Fetten ab, die beide mit Herzerkrankungen in Verbindung gebracht werden.

Körner in der mediterranen Ernährung sind vorzugsweise Vollkorn, das im Allgemeinen sehr wenig ungesunde Transfette enthält. Brot ist ein wichtiger Bestandteil der mediterranen Lebensweise; allerdings sollte Brot nicht mit Margarine oder Butter bestrichen werden. Stattdessen wird das Brot entweder in Olivenöl getunkt oder pur verzehrt. Dadurch wird eine Reihe von Transfetten und gesättigten Fetten, die normalerweise mit dem Verzehr von Brot verbunden sind, deutlich reduziert.

Wein spielt eine große Rolle in der mediterranen Ernährung. Zu jeder Abendmahlzeit gehört normalerweise ein Glas Wein.

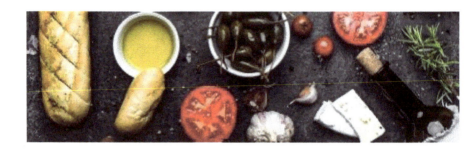

Das bedeutet 1 Glas oder weniger Wein für alle über 65 Jahre und für Menschen unter 65 Jahren nicht mehr als 2 Gläser täglich. Wenn Sie eine Vorgeschichte von Alkoholabhängigkeit oder -missbrauch haben, empfehle ich, ganz auf den Konsum von Alkohol als Teil Ihrer Ernährung zu verzichten. Das Gleiche gilt, wenn Sie bereits eine Leber- oder Herzerkrankung haben.

Olivenöl ist die primäre Fettquelle in dieser Art von Diät. Es liefert einfach ungesättigte Fette, die den LDL-Cholesterinspiegel senken, wenn sie anstelle von Transfetten oder gesättigten Fetten verwendet werden. Natives Olivenöl extra" und natives Olivenöl" gelten als die am wenigsten verarbeiteten Öle. Sie enthalten auch die größten Mengen an schützenden Pflanzenstoffen, die für die Anti oxidative Wirkung verantwortlich sind.

Was ist LDL?

Cholesterin ist eine Verbindung, die zur Untergruppe der Sterole oder Steroidalkohole der organischen Moleküle gehört. Es wird als wachsartiges Steroid des Fettes klassifiziert. Es ist ein wesentlicher Bestandteil der zellulären

Membranen und eine Vorstufe zur Bildung von fettlöslichen Vitaminen, wie z. B. Vitamin D.

Es gibt zwei Haupttypen von Cholesterin; HDL (High-Density-Lipoproteine) und LDL (Low-Density-Lipoproteine). Dies ist jedoch nicht ganz korrekt. HDL und LDL sind Lipoproteine. Sie sind die Transportmechanismen für Cholesterinpartikel. Sie sind aus Proteinen und Fetten zusammengesetzt.

LDL-Partikel transportieren Cholesterine von der Leber zu den Zellen des Körpers.

HDLs sammeln alles, was sich im Gewebe befindet oder von anderen Organen produziert wird, und bringen es zur Wiederaufbereitung zurück zur Leber.

Aus diesem Grund wird HDL manchmal als "gutes" Cholesterin bezeichnet, weil es das in den Blutkreislauf gelangte Cholesterin aufnimmt, bevor es sich an den Wänden der Arterien festsetzen kann. LDL ist als schlechtes Cholesterin bekannt.

Obwohl es lebensnotwendig ist, können große Mengen Cholesterin im Blutkreislauf das Risiko einer Person für Herzkrankheiten, hauptsächlich Atherosklerose, erhöhen. Deshalb ist das Gleichgewicht der HDL/LDL-Partikel so wichtig, und ein Ungleichgewicht kann gefährlich sein.

Highlight zu Transfetten

Transfette werden als hydriert oder teilweise hydriert aufgeführt

Öle. Die Öle können Soja, Raps oder einfach als teilweise hydrierte "pflanzliche" Öle aufgeführt sein. Diese Art von Fett ist die schlechteste Art, die Sie überhaupt essen können.

Nach Angaben der Mayo Clinic erhöhen Transfette den LDL-Spiegel und senken den HDL-Spiegel. Es handelt sich um ein künstlich hergestelltes Fett, das in Backwaren und anderen verpackten Lebensmitteln enthalten ist. Es verursacht nicht nur ein Ungleichgewicht zwischen HDL und LDL, sondern erhöht auch die Gesamttriglyceride im Blut (Fette, die normalerweise im Blutkreislauf zirkulieren) und fördert die Bildung von Plaque an den Arterienwänden.

Wie Fettleibigkeit trägt auch Transfett zu chronischen Entzündungen bei.

Ein weiterer wichtiger Bestandteil der Mittelmeerdiät ist fetter Fisch.

Dazu gehören Seeforelle, Lachs, Sardinen, Hering, Makrele und Weißer Thunfisch. Sie haben reichlich Omega-3-Fettsäuren.

Diese Art von Fettsäure hilft, die Blutgerinnung zu verringern und unseren Triglyzeridspiegel zu senken. Hohe Triglyceridwerte (mehr als 150 mg/dL) können Herzkrankheiten verursachen. Omega-3-Fettsäuren tragen auch dazu bei, den Blutdruck zu senken, das Risiko eines plötzlichen Herzinfarkts zu verringern und die allgemeine Gesundheit unserer Blutgefäße zu verbessern.

Ich werde oft gefragt, wie oft pro Woche man bestimmte Arten von Lebensmitteln essen kann. Nun, bei der Mittelmeerdiät können Sie Lebensmittel wie Joghurt, Käse, Gemüse, Vollkornprodukte, Bohnen und Obst täglich genießen. Fisch, Eier und Fleisch sollten jedoch nur ein- bis zweimal pro Woche auf den Tisch kommen. Sie werden feststellen, dass dies einfacher ist, als Sie denken, vor allem nach ein paar Wochen, wenn Sie sich an Ihre neue Art zu essen gewöhnt haben.

Die Mittelmeerdiät besteht zu 35 bis 40 Prozent aus Fett. Allerdings konzentriert sich die Diät hauptsächlich auf gesunde Fette. Obwohl sie kalorienreicher sind, sorgen Fette dafür, dass Ihr Essen besser schmeckt und sich Ihre Mahlzeiten befriedigender anfühlen. Sie werden etwas weniger essen, aber Ihr Essen deutlich mehr genießen.

Ich höre oft, dass Leute fragen, ob sie sich bei dieser Diät immer hungrig fühlen werden. Die Antwort darauf ist ein schallendes "NEIN".

Da die Mittelmeer-Diät den Schwerpunkt auf ballaststoffreiche Lebensmittel wie Gemüse, Bohnen, frisches Obst, Hülsenfrüchte und Vollkornprodukte legt, werden Sie nie die intensiven Hungerattacken haben, die mit so vielen anderen Diäten auf dem Markt verbunden sind. Sie essen vielleicht jeden Tag weniger, aber Ihr Magen wird sich nicht so fühlen.

Der mediterrane Lebensstil selbst spielt eine große Rolle bei der Unterstützung Ihres Ernährungsplans. Sie sollten sich viel bewegen

und trotzdem Zeit für lange, gemütliche Mahlzeiten mit der Familie und Freunden haben.

Das Gute an der mediterranen Diät ist, dass Sie keine speziellen Lebensmittel kaufen müssen. Es wird kein Geld für den Kauf von Lebensmitteln verschwendet, die als fettarm oder als Diät gekennzeichnet sind. Auch wenn es Ausnahmen gibt, besteht eine mediterrane Ernährung aus weniger verarbeiteten, natürlichen Lebensmitteln. Je mehr natürliche Lebensmittel Sie in Ihre tägliche Ernährung einbeziehen, desto gesünder werden Sie sein.

Eine mediterrane Ernährung erfordert Engagement. Sie werden mehr Zeit mit der Zubereitung Ihrer Mahlzeiten in der Küche verbringen. Da Sie natürliche Lebensmittel essen, sind diese nicht bereits verarbeitet und fertig zum Mitnehmen.

Ich schlage vor, Ihre Kochkünste aufzufrischen oder einen Kurs zu besuchen, wenn Sie keine nennenswerten Kenntnisse haben.

Ich liebe es zu kochen, also war das keine allzu große Umstellung für mich. Allerdings habe ich Freunde, die keinerlei Fähigkeiten in der Küche haben, und für sie war es anfangs eine große Herausforderung.

Ich plane meine wöchentlichen Mahlzeiten am Freitagabend. Jeden Samstag kaufe ich alle Lebensmittel ein und bereite dann am Sonntag den Großteil meiner Mahlzeiten im Voraus zu.

Wenn ich einen Zeitplan und ein System habe, läuft der ganze Prozess viel reibungsloser ab. Es stellt auch sicher, dass ich immer eine gesunde Mahlzeit zur Hand habe, falls ich mich zu bestimmten Zeiten der Woche nicht motiviert fühle, für mich selbst zu kochen.

Wie bei den meisten Diäten ist es auch bei dieser Diät sehr wichtig, gut hydriert zu bleiben. Trinken Sie täglich 8 Gläser Wasser. Wenn Sie jemals das Gefühl haben, dass Sie Kopfschmerzen oder einen Muskelkrampf bekommen, brauchen Sie vielleicht nur etwas Wasser.

Ich schlage auch vor, ein tägliches Protokoll über Ihre Mahlzeiten zu führen. Ich gehe im Abschnitt "Ressourcen" darauf ein, was ich verwende. Ein Protokoll darüber zu führen, was Sie essen, ist ein gutes Hilfsmittel, um Sie zu motivieren und auf Kurs zu halten. Es ist eine gute Möglichkeit, die Dinge zu identifizieren, die Sie aus der Bahn werfen. Als ich zum Beispiel anfing, stellte ich fest, dass meine Nahrungsaufnahme am Sonntag schrecklich war.

Das lag daran, dass ich die meiste Zeit des Jahres die Sonntagnachmittage damit verbracht habe, mit Freunden Fußball zu schauen und dabei nonstop zu essen und zu trinken. Sobald ich sah, was ich im Vergleich zum Rest der Woche konsumierte, wusste ich, welche Änderungen ich vornehmen musste, um auf Kurs zu bleiben.

Vergessen Sie nicht, mit Ihrem Arzt zu sprechen, bevor Sie mit dieser Diät beginnen. Ich weiß, dass es sich wie ein riesiger Aufwand anhört, aber Sie sollten immer mit einem geschulten Fachmann eine richtige Vorgehensweise festlegen, bevor Sie anfangen.

Die wichtigsten Merkmale einer mediterranen Ernährung:

- Die primäre Quelle für Ihr Fett in dieser Diät ist Olivenöl.
- Zum Abendessen gehört oft ein Glas Rotwein.
- Gemüse und frisches Obst der Saison sind ein wichtiger Bestandteil jeder Mahlzeit.
- Vollkornnudeln und -brot werden ohne jegliche Entschuldigung serviert,
- Fleisch wird in kleineren Portionen verzehrt, auf rotes Fleisch wird überwiegend ganz verzichtet.
- Beliebte Geschmacksrichtungen sind Knoblauch, Basilikum, Oregano, Zitrone, Rosmarin und Minze.

Vorteile der Mittelmeerdiät

Viele Studien belegen die vielen Vorteile der Mittelmeerdiät. Aber auch wenn Sie sich die Studien nicht ansehen, dienen die Menschen am Mittelmeer als Beweis für die Vorteile dieser wunderbaren Diät aus erster Hand. Hier ist eine Reihe von

Vorteilen der Mittelmeerdiät.

Langes und gesundes Leben

Die mediterrane Küche wird oft als die gesündeste Küche der Welt bezeichnet, und die Ernährung ist nicht weit davon entfernt. Sie basiert hauptsächlich auf frischem Gemüse und Obst, gesunden Ölen

und Vollkornprodukten sowie magerem Fleisch und Meeresfrüchten, ist es nicht schwer zu verstehen, warum diese Diät als gesund gilt. Mischen Sie sie mit einem Glas Rotwein, und Sie haben eine unterhaltsame, unkomplizierte Diät.

Ihr Herz wird es Ihnen danken

Wissenschaftliche Erkenntnisse bringen eine gute Herzgesundheit leicht mit bestimmten Lebensmitteln in Verbindung, vor allem mit Gemüse, Obst, Olivenöl und Nüssen. Die mediterrane Ernährung hat alles!

Bei der mediterranen Diät dreht sich alles um die Hervorhebung gesunder Fette. Anstelle des üblichen Speiseöls wird bei dieser Diät Olivenöl verwendet, das gesunde Fette enthält, die gut für das Herz sind. Damit kann die Mittelmeerdiät dazu beitragen, Ihr Risiko für eine Herzinsuffizienz zu senken.

Eine mediterrane Ernährung besteht aus Lebensmitteln mit einfach ungesättigten Fetten wie Olivenöl anstelle von gesättigten Fetten wie Butter.

Die Mittelmeerdiät beinhaltet natürlich die meisten der wichtigsten Ernährungsänderungen, die Ihr Herz in Topform halten würden

Unerwünschtes Gewicht abnehmen

Obwohl der Hauptfokus dieser Diät nicht auf der Gewichtsabnahme liegt, wird sie

sicherlich helfen, wenn es das ist, wonach Sie suchen. Betrachten Sie es einfach unter diesem Gesichtspunkt: frische, saubere Lebensmittel kombiniert mit ganzen

Getreide, gute Fette, weniger Zucker und viel Flüssigkeit in Verbindung mit reichlich Bewegung. Durch die Umstellung auf gesunde Lebensmittel und einen gesunden Lebensstil werden Sie Pfunde verlieren, ohne dass Ihr Körper in ein drastisches Ungleichgewicht gerät. Es ist auch bekannt, dass pflanzliche Diäten wie die Mittelmeerdiät beim Abnehmen sehr hilfreich sind. Die bloße Tatsache, dass Sie aufgehört haben, Junk Food und verarbeitete Lebensmittel mit Zucker und ungesunden Fetten zu essen, ist bereits ein sehr guter Start zum Abnehmen!

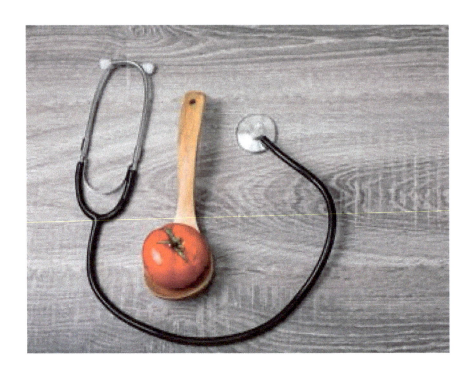

Steuert Diabetes

Da sie sich auf frische Zutaten konzentriert und viele Vitamine, Antioxidantien und Mineralien enthält, ist diese Diät eine gute Möglichkeit, um

halten Sie Ihren Diabetes unter Kontrolle. Dieser Lebensstil kontrolliert überschüssiges Insulin, das wiederum unseren Blutzuckerspiegel senkt.

Die Regulierung des Blutzuckerspiegels ist enorm wichtig für einen gesünderen Lebensstil.

Es ist notwendig, eine Menge Vollwertkost in diesen Plan zu balancieren, um hochwertige Proteinquellen zu finden und Kohlenhydrate zu konsumieren, die wenig Zucker enthalten. Das macht den Körper verbrennen Fett viel effizienter, und Sie werden mehr Energie als Ergebnis haben.

Kurz gesagt, eine natürliche Ernährung mit frischen Produkten ist ein natürlicher Bekämpfer von Diabetes.

Es ist erschwinglich

Die mediterrane Ernährung ist zugänglich, auch wenn Sie ein kleines Budget haben. Hülsenfrüchte, Gemüse, Obst, Kräuter, Vollkornprodukte und Olivenöl sind nicht so teuer, wie sie klingen, aber sie bieten so viel Vielseitigkeit in der Küche.

Gehirnleistung steigern

Die Mittelmeerdiät kann auch der schlechten Leistungsfähigkeit des Gehirns entgegenwirken. Die Wahl dieses Lebensstils wird Ihnen tatsächlich helfen, Ihr Gedächtnis zu erhalten, was zu einer allgemeinen Steigerung Ihrer kognitiven Gesundheit führt.

Normalerweise werden kognitive Störungen durch ein Szenario verursacht, bei dem Ihr Gehirn nicht in der Lage ist, eine ausreichende Menge an Dopamin zu erhalten.

Dopamin ist eine Verbindung oder Chemikalie im Gehirn, die für die Weitergabe von Informationen von einem Neuron zum anderen verantwortlich ist. Es ist für die Gedankenverarbeitung, die Stimmungsregulierung und die richtigen Körperbewegungen verantwortlich.

Die Fähigkeit der mediterranen Ernährung, Ihre kognitive Gesundheit zu fördern, wird normalerweise mit der Kombination aus entzündungshemmendem Obst und Gemüse, gesunden Fetten und Nüssen in Verbindung gebracht.

Diese Lebensmittel bekämpfen normalerweise den kognitiven Verfall, der durch das Alter verursacht wird. Aber wie machen diese Lebensmittel das?

Diese Lebensmittel befassen sich normalerweise mit Elementen, die eine beeinträchtigte Gehirnfunktion verursachen, wie Entzündungen, freie Radikale und Exposition gegenüber Toxizität.

Fetter Fisch, Nüsse und Olivenöle enthalten alle Omega-3-Fettsäuren, die in der Regel helfen, das Niveau der Entzündung in Ihrem Körper zu reduzieren. Solche Gemüsesorten wie Spinat, Grünkohl und Brokkoli, die dunkelgrün sind, enthalten Vitamin E, das dafür bekannt ist, Ihren Körper vor einem entzündungsfördernden Molekül zu schützen, das als Zytokine bekannt ist.

Gemüse wie Spinat, Brokkoli und Früchte wie Himbeeren, Kirschen und Wassermelone haben alle Antioxidantien, die freie Radikale neutralisieren, die Ihr Gehirn beeinträchtigen. Die mediterrane Ernährung neigt auch dazu, sich auf einfach ungesättigte Fette zu konzentrieren, die aus Ölen wie Olivenöl stammen. Die Öle und die Fettsäuren, die Sie aus Omega-3-Fettsäuren (aus Fisch) erhalten, sorgen dafür, dass Ihre Arterien nicht verstopfen.

Das erhöht automatisch die Gesundheit Ihres Gehirns und verringert Ihr Risiko, an Krankheiten wie Alzheimer und Demenz zu erkranken.

Zur Entspannung anregen

Die Mittelmeerdiät kann überraschenderweise die Entspannung fördern. Die Diät kann Ihren Insulinspiegel senken und dafür sorgen, dass Sie sich entspannt fühlen. Ein hoher Blutzuckerspiegel kann dazu führen, dass Sie hyperaktiv sind und später abstürzen; aber das Essen von ausgewogenen Mahlzeiten mit viel Vollkornprodukten, Obst, Gemüse usw. hilft tatsächlich, den Blutzucker zu stabilisieren, so dass Sie sich entspannen und ausruhen können. Da ein wichtiger Bestandteil dieses Lebensstils das gemeinsame Essen mit der Familie am Esstisch ist, wird die Entspannung maximiert. Mit einer selbstgekochten Mahlzeit in Ihrer Komfortzone wird die Entspannung bei dieser Diät offensichtlich sein.

Verbessern Sie Ihre Laune

Die Diät kann Ihnen helfen, positiv zu sein, auch wenn die Dinge nicht

Ihren Weg gehen. Ein gesunder Lebensstil tut das. Wenn Sie genug gegessen haben, um sich mit vielen Nährstoffen zu versorgen, merkt das Ihr Körper. Fülle und Produktivität heben Ihre Stimmung. Zum einen haben Sie bei richtiger Anwendung der Diät das Gefühl, etwas Gutes für sich zu tun, und das hebt Ihre allgemeine Stimmung.

Verbesserung des Hautzustands

Fisch enthält Omega-3-Fettsäuren. Sie stärken die Hautmembran und machen sie elastischer und fester. Olivenöl, Rotwein und Tomaten enthalten viele Antioxidantien zum Schutz vor Hautschäden, die durch chemische Reaktionen und längere Sonneneinstrahlung entstehen.

Was Sie essen und was Sie vermeiden sollten

Frei essen

Gemüse - Füllen Sie Ihren Teller mit nahrhaftem und farbenfrohem Gemüse, egal ob es gedünstet, gebraten, gegrillt, eingelegt oder roh ist. Das Gemüse, das Sie essen können, sind Grüns, Zwiebeln, Schalotten, Lauch, Sellerie, Knoblauch, Ingwer, Kartoffeln, Süßkartoffeln, Süßkartoffeln, Süßkartoffeln, Rüben, Blumenkohl, Brokkoli, Rosenkohl, Karotten, Tomaten, Artischocken, Auberginen, Paprika usw. Sie können Ihr Lieblingsgemüse in einen Salat werfen, in ein Rührei mischen oder auf eine Pizza streichen.

Früchte - Essen Sie gesundes Obst, das reich an Ballaststoffen und Antioxidantien ist, wie z. B. Äpfel, Avocados, Bananen, Beeren, Datteln, Feigen, Trauben, Oliven, Orangen, Birnen, Melonen, Pfirsiche und andere Früchte. Verzehren Sie so viel wie möglich alle Arten von Früchten, von lokal angebauten bis hin zu saisonalen Früchten. Und essen Sie Obst nur, wenn Sie Heißhunger auf Zucker haben oder nach dem Mittag- oder Abendessen.

Gesunde Körner - Körner sind voll von Antioxidantien und Ballaststoffen. Die Körner, die in der Mittelmeerdiät erlaubt sind, sind Vollkornprodukte wie Hafer, brauner Reis, Quinoa, Farro, Couscous,
Amarant, Bulgur und Buchweizen. Wählen Sie außerdem Vollkorn-
Getreidealternativen für Brot und Nudeln.

Proteine - Nehmen Sie gutes Eiweiß in Ihren Speiseplan auf. Dazu gehören Meeresfrüchte, die reich an Omega-3-Fettsäuren sind, wie Lachs, Forelle, Thunfisch, Sardellen, Austern, Sardinen, Garnelen, Muscheln, Krabben, Venusmuscheln, Schalentiere usw. Sie können auch pflanzliches Eiweiß wie Nüsse, Samen, Bohnen und Hülsenfrüchte wie Bohnen, Linsen, Hülsenfrüchte, Erbsen, Kichererbsen, Erdnüsse, Walnüsse, Haselnüsse, Macadamia-Nüsse, Cashews, Kürbiskerne, Sonnenblumenkerne, Sesam, Mandeln usw. aufnehmen. Fügen Sie sie in Ihre Salate ein oder essen Sie sie alleine als Snack.

Fette - Die wichtigste Fettquelle in der mediterranen Ernährung ist Olivenöl. Sie können es zum Kochen von Speisen, zur Zubereitung von Soßen, zum Backen, zur Herstellung von Vinaigrette für Salate und vieles mehr verwenden. Sie können auch andere Sorten von gesunden Ölen wie Erdnussöl, Rapsöl und Distel öl verwenden.

Getränke - Trinken Sie viel Wasser, um hydratisiert zu bleiben. Sie können dem Wasser Aromen hinzufügen, indem Sie Limonade oder Sprudelwasser nehmen. Darüber hinaus können Sie auch eine Portion Rotwein täglich genießen. Das Trinken von Wein erhöht den guten Cholesterinspiegel, entspannt und verbessert den Geschmack von Speisen. Tee und Kaffee (ungesüßt) sind ebenfalls akzeptabel.

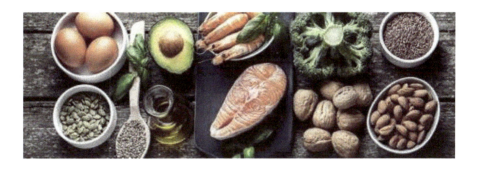

Essen Sie in Maßen

Eiweiß: Ihre erste Wahl, um Protein zu bekommen, sollten Fisch und Schalentiere sein. Sie können aber auch zu Geflügel wie Huhn, Ente, Pute und Milchprodukten wie griechischem Joghurt, Käse und Eiern greifen.

Fette: Andere Optionen für Fett sind Käse wie Vollfett-Parmesankäse, Kokosnusscreme, Erdnussbutter, Mandelbutter, etc.

Essen Sie nur selten

Rotes Fleisch: Sie können rotes Fleisch auf der Mittelmeerdiät genießen, aber selten. Und, kochen Sie nur die Wärme, die organisch und grasgefüttert ist, einschließlich Rind, Lamm, Schwein und einige andere. Vermeiden Sie verarbeitetes oder unverarbeitetes Fleisch.

Vermeiden Sie

Stark verarbeitete Lebensmittel - vermeiden Sie es, Lebensmittel einzukaufen, die in der Fabrik hergestellt werden und als fettarm gekennzeichnet sind.

Raffinierte Körner - konsumieren Sie keine Nudeln und kein Brot aus Weißmehl, glattem Mehl, raffiniertem Weizen usw.

Raffiniertes Öl - Ungesunde Öle sind bei der mediterranen Diät streng verboten, wie z. B. Rapsöl, Sojabohnen öl und andere.

Transfette - vermeiden Sie Transfette bei der mediterranen Diät vollständig. Sie sind in Margarine und verarbeiteten Lebensmitteln enthalten.

Zugesetzter Zucker - Zucker mit Ausnahme von natürlichem Zucker ist in der mediterranen Diät nicht erlaubt, einschließlich Haushaltszucker und Zucker, der in Eiscreme, Süßigkeiten, Limonade, Fruchtsäften, gesüßten Getränken und anderen Artikeln enthalten ist.

Verarbeitetes Fleisch - Fleisch, das nicht biologisch, mit Gras gefüttert oder aus Weidehaltung stammt, muss vermieden werden, einschließlich Hot Dogs, verarbeitete Würste usw.

Einige wichtige Hinweise zur Ernährung

Die genauen Lebensmittel, die Sie in die mediterrane Ernährung einbeziehen sollten, sind ein wenig umstritten, da es so viele Länder mit einer solchen Vielfalt an Lebensmitteln gibt. Die wichtigste Erkenntnis ist, dass es keine endgültige Liste gibt. In diesem Sinne sollte Ihre Ernährung reich sein an

natürliche pflanzliche Lebensmittel und wenig tierische Lebensmittel. Es wird auch empfohlen, mindestens einen Tag pro Woche fleischlos zu essen und mindestens zweimal pro Woche Meeresfrüchte zu essen.

Einige andere Dinge, die in den mediterranen Lebensstil einfließen, sind körperliche Aktivität, gemeinsame Mahlzeiten in der Familie und eine allgemeine Lebensfreude. Es geht nicht nur um das Essen. Die Einstellung ist wichtig bei diesem neuen Lebensstil.

Was Sie bei der Mittelmeerdiät trinken können

Wie bei allen Diäten, die es gibt, wird Wasser Ihr bevorzugtes Getränk sein. Allerdings ist ein Glas Rotwein jeden Abend eine optionale, aber vorteilhafte Ergänzung zu diesem Lebensstil, aber Sie sollten keinen Wein konsumieren, wenn Sie ein Problem mit Alkoholismus oder etwas Ähnlichem haben.

Sie dürfen auch Kaffee und Tee trinken, solange Sie ihnen keinen Zucker zufügen.

Vermeiden Sie alle zuckerhaltigen Getränke, auch Fruchtsäfte, die sehr zuckerhaltig sind.

Erstaunliche Snack-Auswahl

Drei Mahlzeiten pro Tag sind genug für diejenigen, die sich für den mediterranen Lebensstil entscheiden. Es wird jedoch Zeiten geben, in denen Sie zwischen den Mahlzeiten hungrig werden. Hungrig zu bleiben ist niemals empfehlenswert, da es zu starkem Heißhunger führt. Hier sind also einige Snacks, die Sie verwenden können, um diese Lücken zu füllen.

Eine Handvoll Nüsse sollte als ausreichende Zwischenmahlzeit dienen.

Ganzes Obst ist eine weitere gute Wahl.

Karotten sind ein beliebter Snack für viele Menschen, die diesen Lebensstil verfolgen.

Beeren können Ihnen einen kleinen Energieschub geben, um Sie durch den Tag zu bringen.

Eine kleine Portion der Reste vom Vorabend kann als guter Snack dienen. Achten Sie nur darauf, dass Sie es nicht übertreiben.

Griechischer Joghurt ist ein köstlicher Snack, sollte aber in Maßen verzehrt werden.

Einhalten der mediterranen Diät beim Essen im Freien

Im Gegensatz zu vielen anderen Diäten ist es tatsächlich einfach, die Mittelmeerdiät beim Essen zu befolgen. Die meisten Restaurants haben Optionen, die unter diesen Plan fallen. Hier sind ein paar Beispiele:

Schauen Sie sich die Speisekarte an, um ein Fisch- oder Meeresfrüchteprodukt zu finden, das Sie als Hauptgericht bestellen möchten.

In einigen Restaurants haben Sie die Möglichkeit, Ihre Speisen in Olivenöl zu braten, aber Sie müssen es anfordern.

Fragen Sie, ob das Brot und die Nudeln aus Vollkorn sind. Wenn nicht, dann können Sie es einfach weglassen.

Der Schlüssel ist zu wissen, welche Lebensmittel zu vermeiden sind, und diese nicht zu bestellen.

Lernen Sie, Etiketten zu lesen

Zu lernen, Lebensmittelkennzeichnungen zu verstehen, ist einer der wichtigsten Aspekte einer gesünderen Ernährung. Unternehmen sind sehr gut darin, zu verstecken

ungesunde Lebensmittel hinter schicken Etiketten zu verstecken. Hier finden Sie eine Schritt-für-Schritt-Anleitung, die Ihnen den Einstieg erleichtert.

Schritt 1: Servierinformationen

Beginnen Sie immer mit den Portionsangaben. Einige Unternehmen versuchen, ungesunde Lebensmittel hinter kleinen Portionsgrößen zu verstecken. Zum Beispiel sehen 40 Kalorien erstaunlich aus, bis Sie erkennen, dass die

Die Portionsgröße beträgt nur 1 Esslöffel. Achten Sie genau auf die Portionsgröße, um sicher zu sein, dass sich nichts dahinter verbirgt.

Schritt 2: Kalorien pro Portion

Nachdem Sie die Portionsgröße gesehen haben, sehen Sie sich die Gesamtkalorien pro Portion an. Rechnen Sie dann nach und addieren Sie die Gesamtkalorien pro Dose, um die Gesamtkalorienzahl zu sehen, wenn Sie die ganze Packung verzehren würden. Das Zählen von Kalorien ist wichtig für einen gesünderen Lebensstil. Wenn Sie abnehmen wollen, müssen Sie sich ein Kaloriendefizit verschaffen.

Schritt 3: Bestimmte Nährstoffe einschränken

Sie müssen die Menge an gesättigtem Fett und Natrium begrenzen, die Sie zu sich nehmen. Sie sollten auch Transfette ganz vermeiden. Wählen Sie immer Lebensmittel, die diese Nährstoffe begrenzen.

Schritt 4: Stellen Sie sicher, dass Sie diese Nährstoffe zu sich nehmen

Ballaststoffe, Eiweiß, Kalzium und andere Vitamine sind alle ein notwendiger Bestandteil einer gesunden Lebensweise. Stellen Sie sicher, dass Sie genug von diesen gesunden Nährstoffen bekommen, indem Sie das Etikett der Lebensmittel lesen.

Schritt 5: Lernen Sie die Tageswerte kennen

Schließlich zeigen Ihnen die Tageswerte den prozentualen Anteil jedes Nährstoffs auf der Grundlage einer 2.000-Kalorien-Diät an. Als allgemeine Regel gilt

Daumen, müssen Sie Lebensmittel wählen, die einen Tageswert von fünf Prozent oder weniger haben, wenn Sie weniger von einem Nährstoff essen wollen. Wenn Sie mehr von einem Nährstoff bekommen möchten, dann streben Sie Lebensmittel an, die einen Tageswert von mindestens 20 Prozent haben.

Ein paar weitere wichtige Fakten

Auch hier basieren die Tageswerte auf einer 2.000-Kalorien-Diät, so dass Sie diese Werte je nach Ihren diätetischen Anforderungen möglicherweise senken müssen. Wenn Sie zum Beispiel abnehmen möchten, müssen Sie wahrscheinlich weniger als 2.000 Kalorien zu sich nehmen.

Wenn auf einem Lebensmitteletikett steht, dass ein Lebensmittel 0 g Transfett enthält, aber in der Zutatenliste "teilweise gehärtetes Öl" steht, dann enthält es wahrscheinlich weniger als 0,5 g. Ein Nährstoff, der weniger als 0,5 g enthält, kann als 0 g gekennzeichnet sein, aber wenn Sie mehr als eine Portion verzehren, summiert sich das schnell. Achten Sie also auf die Zutatenliste.

Die mediterrane Ernährungspyramide

Der mediterrane Lebensstil folgt einer sehr spezifischen Ernährungspyramide, die wahrscheinlich ein wenig anders ist als die, die Sie gewohnt sind. Bestimmten Lebensmittelgruppen wird Vorrang eingeräumt, während andere in Maßen konsumiert werden sollten. Studien haben gezeigt, dass diese Lebensmittel schützend gegen die Auswirkungen bestimmter chronischer Krankheiten sind.

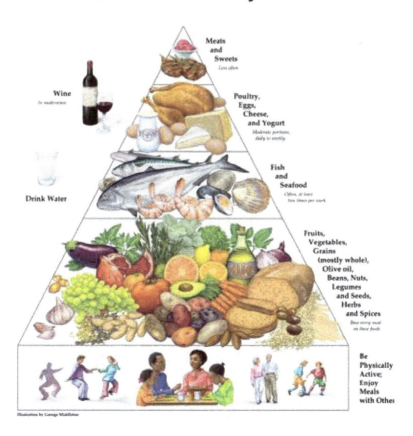

Kurz gesagt, pflanzliche Lebensmittel machen den größten Teil dieser Ernährungspyramide aus, daher sollten sie in größeren Anteilen als der Rest verzehrt werden. Sie werden feststellen, dass alle Rezepte in diesem Buch hauptsächlich aus pflanzlichen Lebensmitteln bestehen. Hier sind einige der wichtigsten Erkenntnisse aus der mediterranen Ernährungspyramide.

Diese sollten jeden Tag gegessen werden

Ihre Mahlzeiten sollten um diese drei Elemente herum aufgebaut sein.

Vollkornprodukte: Sie sollten zu jeder Mahlzeit mindestens eine volle Portion Vollkornprodukte verzehren. Diese können in Form von Brot, Nudeln, Reis und Couscous sein.

Gemüse: Sie sollten mindestens zwei Portionen Gemüse pro Mahlzeit verzehren. Die Aufnahme einer Vielzahl verschiedener Gemüsesorten stellt sicher, dass Sie alle richtigen Antioxidantien und schützenden Nährstoffe erhalten.

Früchte: Sie sollten mindestens zwei Portionen Obst pro Tag verzehren. Sie werden feststellen, dass das Frühstück und die Nachspeise am späten Abend die besten Optionen für den Verzehr von Obst sind.

Stellen Sie sicher, dass Sie genug Wasser trinken

Ich weiß, es ist nicht gerade eine Lebensmittelgruppe, aber es ist wichtig, dass Sie die richtige Menge Wasser pro Tag trinken. Teilen Sie Ihr Gewicht in
die Hälfte, um zu bestimmen, wie viele Unzen Wasser Sie trinken müssen
pro Tag. Natürlich ändert sich dieser Betrag leicht je nach
von Ihrem Alter und der Menge an körperlicher Aktivität, an der Sie teilnehmen
jeden Tag.
Eine gute Flüssigkeitszufuhr ist wichtig, weil sie hilft, das Gleichgewicht im Körper aufrechtzuerhalten.

Verzehren Sie diese Lebensmittel täglich in Maßen

Hier sind einige weitere wichtige Lebensmittel für die mediterrane Ernährung, die jedoch in Maßen gegessen werden sollten.

Molkereiprodukte: Sie sollten mindestens eine Portion pro Tag verzehren. Milchprodukte besitzen viele essentielle Nährstoffe, die zu einer guten Knochengesundheit beitragen und können auch eine erstaunliche Quelle für gesunde Fette sein.

Olivenöl: Es gibt einen Grund, warum Olivenöl in der Mitte der mediterranen Ernährungspyramide zu finden ist. Diese ganze Lebensweise dreht sich darum. Olivenöl ist sehr nahrhaft, und seine einzigartige Zusammensetzung sorgt für eine viel höhere Kochbeständigkeit als andere Öle. Es kann auch zur Herstellung erstaunlicher hausgemachter Salatdressings verwendet werden. Stellen Sie nur sicher, dass Sie es auf einen Esslöffel pro Mahlzeit beschränken.

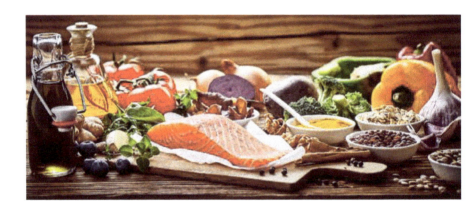

Regelmäßige Bewegung

Die Forschung zeigt, dass körperliche Aktivität eines der wichtigsten Dinge ist, die Sie für Ihre Gesundheit tun können. Laut der CDC kann körperliche Aktivität helfen, das Gewicht zu kontrollieren, das Risiko von Herzkrankheiten, Diabetes und Krebs zu reduzieren, Knochen, Muskeln und Mobilität zu stärken, die geistige Gesundheit zu verbessern und zu einem längeren Leben zu führen.

Bewegung spielt eine wichtige Rolle im 28-tägigen mediterranen Diätplan, weil sie Ihnen hilft, sich energiegeladener zu fühlen und die Kalorien, die Sie essen, effizienter zu verbrennen. Im Idealfall ist ein 30-minütiges Ausdauertraining an 4 Tagen pro Woche optimal. Wenn Sie jedoch noch nie trainiert haben, keine Zeit haben oder sich scheuen, damit anzufangen, machen Sie sich keine Sorgen. Jedes bisschen zählt, also ist es in Ordnung, langsam anzufangen. Manchmal reichen schon 10 Minuten am Tag, um die Motivation für mehr zu wecken.

Ich sage meinen Patienten immer, dass Sie keinen Marathon laufen müssen. Fangen Sie einfach irgendwo an. Wenn es möglich ist, auf dem Parkplatz der Arbeit herumzulaufen, fangen Sie dort an. Wenn Sie an den Wochenenden ins Fitnessstudio gehen können, tun Sie das. Wenn Sie zu Hause ein Laufband haben, das Staub ansetzt, machen Sie es sauber und steigen Sie für 15 Minuten darauf, während Sie telefonieren oder Ihre Lieblingssendung im Fernsehen schauen. Entscheiden Sie, was für Sie am besten ist, und arbeiten Sie es in Ihren Zeitplan ein. Um sich selbst zur Rechenschaft zu ziehen, schreiben Sie es wie jeden anderen wichtigen Termin in Ihren Kalender. Mit der Zeit können Sie Ihre Trainingseinheiten schrittweise steigern.

Das Training sollte eine Kombination aus aeroben (Herz-Kreislauf-) und muskelstärkenden Aktivitäten beinhalten. Sowohl die American Heart Association als auch die Weltgesundheitsorganisation empfehlen 30 Minuten mäßige aerobe Aktivität an 5 Tagen pro Woche oder 25 Minuten kräftige aerobe Aktivität an 3 Tagen pro Woche oder eine Kombination davon. Sie empfehlen auch mindestens 2 Tage pro Woche stärkende Aktivitäten für zusätzliche gesundheitliche Vorteile. Personen, die ihren Blutdruck oder Cholesterinspiegel senken möchten, sollten mindestens 3 Mal pro Woche 40 Minuten aerobes Training absolvieren. Lassen Sie sich jedoch nicht von den Statistiken verwirren. Jede Minute, in der Sie Ihren Körper trainieren, hilft.

So holen Sie das Beste aus Ihrem Training heraus

Der Schlüssel ist, die richtige Übung für Sie zu finden. Es sollte eine sein, die Ihnen Spaß macht.

Cardio-Workouts sind extrem wichtig für jeden Gewichtsreduktions- und Gesundheitsplan. Unabhängig davon, welche Art von Cardio Sie machen, hier sind einige Tipps, um das Beste aus Ihrem Training herauszuholen:

Mischen Sie es mit Intervalltraining auf. Sie verbrennen mehr Kalorien, wenn Sie abwechselnd ein paar Minuten in einem normalen Tempo und ein paar Minuten schneller laufen. Außerdem bauen Sie Ausdauer auf.

Benutzen Sie Ihre Arme. Bei vielen Formen des Kardio-Trainings dreht sich alles um die Beine. Maximieren Sie also, wann immer möglich, Ihre Kardio-Zeit, indem Sie sich auch auf die Arbeit mit den Armen konzentrieren. Heben Sie beim Gehen oder Laufen

die Arme über dem Kopf auf und ab oder schwingen Sie sie zur Seite. Wenn Sie können, versuchen Sie, Ihre Arme zu trainieren, während Sie auf einem Laufband oder Ellipsentrainer stehen.

Gehen Sie ein wenig länger. Wenn Sie 30 Minuten trainieren, versuchen Sie, 5 oder 10 Minuten länger zu trainieren. Sie werden überrascht sein, wie viel mehr Kalorien Sie verbrennen, wenn Sie sich etwas länger anstrengen - und Sie werden sich so gestärkt fühlen!

Integrieren Sie Krafttraining. Nutzen Sie, wann immer möglich, Steigungen und tragen Sie beim Gehen leichte Gewichte.

Ändern Sie es. Holen Sie mehr aus Ihrem Cardio-Training heraus, indem Sie jede Woche drei oder mehr verschiedene Varianten einbauen. Gehen Sie ein paar Minuten spazieren und wechseln Sie dann auf den Ellipsentrainer oder das Fahrrad. Dies ermöglicht

Sie verschiedene Muskelgruppen zu arbeiten und halten die Routine frisch und interessant.

Fordern Sie sich selbst heraus. Finden Sie andere Wege, um Ihr Cardio-Training härter zu gestalten. Wenn Sie Fahrrad fahren, stehen Sie, anstatt sich auszuruhen. Wenn Sie in einem Kurs sind, versuchen Sie die intensiveren Bewegungen.

Der Einstieg ist der schwierigste Teil des Trainings. Sobald Sie loslegen, versuchen Sie, alles zu geben. Wenn Sie mit Ihrem Training fertig sind, werden Sie sich großartig fühlen.

Eine Routine festlegen

Aerobic und Kräftigungsübungen funktionieren unterschiedlich, aber beide sind wichtig für die Gewichtsabnahme und eine gute Gesundheit. Aerobic, oder

Cardio, Aktivität erhöht unsere Herzfrequenz und die Blutzirkulation durch den Körper. Außerdem werden Endorphine, ein Wohlfühlhormon, freigesetzt. Gehen, Joggen, Laufen, Radfahren, Schwimmen, Rudern, Ellipsentraining und Treppensteigen sind einige der häufigsten Cardio-Übungen, die den Stoffwechsel anregen und Kalorien verbrennen.

Krafttraining, ähnlich wie Cardio, hilft, Ihr Herz zu stärken und verbessert die Durchblutung. Es stärkt auch Ihren Kern, baut Muskeln auf, erhöht die Knochendichte und mehr. Das sind gute Nachrichten für Diätwillige, vor allem weil Muskelmasse mehr Kalorien verbrennt

als Körperfett, auch im Ruhezustand. Es ist wichtig, Muskeln zu stärken, aber es ist noch wichtiger, Ihren Kern zu stärken. Liegestütze, Sit-ups, Walking Lunges, Pilates-Übungen und Wiederholungen mit Gewichten sind nur einige Kraftübungen, mit denen Sie Ihren Kern und Ihre Muskeln trainieren können.

Wenn Sie sowohl Cardio- als auch Kraftübungen in Ihre Trainingsroutine einplanen, können Sie optimale Ergebnisse erzielen! Im Folgenden finden Sie eine vierwöchige Beispieltabelle mit Trainingsempfehlungen, die Sie befolgen oder mit einem Trainingsplan ausfüllen können, der für Sie funktioniert. Dieser spezielle Plan beinhaltet 4-mal pro Woche 30 Minuten Ausdauertraining und einen zunehmenden

Aufbau von Kraftübungen. Nach den ersten 4 Wochen können Sie ein regelmäßiges Muster von Herz-Kreislauf- und Kraftübungen beibehalten.

Frühstücks-Rezepte

Eier mit Zucchini-Nudeln

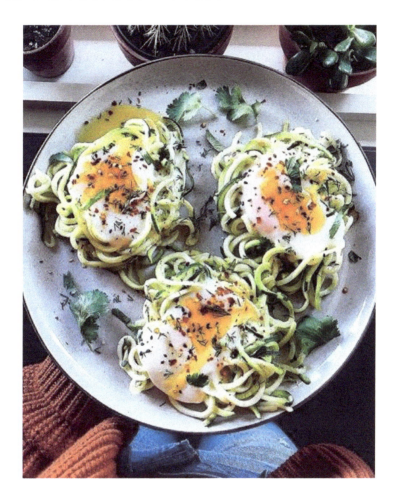

Zubereitungszeit: 10 Minuten

Kochzeit: 11 Minuten

Portionen: 2

Zutaten:

- 2 Esslöffel kaltgepresstes Olivenöl
- 3 Zucchini, geschnitten mit einem Spiralisierer
- 4 Eier
- Salz und schwarzer Pfeffer nach Geschmack
- Eine Prise rote Paprikaflocken
- Kochspray
- 1 Esslöffel Basilikum, gehackt

Wegbeschreibung:

Kombinieren Sie in einer Schüssel die Zucchininudeln mit Salz, Pfeffer und dem Olivenöl und schwenken Sie sie gut.

Fetten Sie ein Backblech mit Kochspray ein und verteilen Sie die Zucchini-Nudeln in 4 Nestern darauf.

Auf jedes Nest ein Ei aufschlagen, mit Salz, Pfeffer und den Paprikaflocken bestreuen und bei 180 °C 11 Minuten backen.

Verteilen Sie die Mischung auf Teller, streuen Sie das Basilikum darüber und servieren Sie.

Nährwerte: Kalorien 296, Fett 23,6 g, Ballaststoffe 3,3 g, Kohlenhydrate 10,6 g, Eiweiß 14,7 g

Banane Hafer

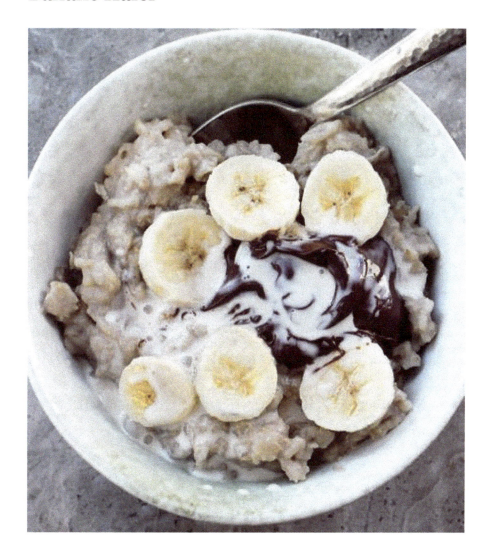

Zubereitungszeit: 10 Minuten

Kochzeit: 0 Minuten

Portionen: 2

Zutaten:

- 1 Banane, geschält und in Scheiben geschnitten
- ¾ Tasse Mandelmilch
- ½ Tasse kalt gebrühter Kaffee
- 2 Datteln, entsteint
- 2 Esslöffel Kakaopulver
- 1 Tasse Haferflocken
- 1 und ½ Esslöffel Chiasmen

Wegbeschreibung:

In einem Mixer die Banane mit der Milch und den restlichen Zutaten vermengen, pulsieren, in Schalen aufteilen und zum Frühstück servieren.

Nährwerte: Kalorien 451, Fett 25,1 g, Ballaststoffe 9,9 g, Kohlenhydrate 55,4 g, Eiweiß 9,3 g

Langsam gekochte Paprika Frittata

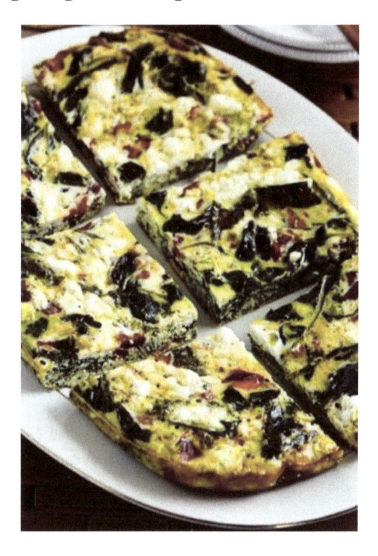

Zubereitungszeit: 10 Minuten

Kochzeit: 3 Stunden

Portionen: 6

Zutaten:

- ½ Tasse Mandelmilch
- 8 Eier, verquirlt
- Salz und schwarzer Pfeffer nach Geschmack
- 1 Teelöffel Oregano, getrocknet
- 1 und ½ Tassen geröstete Paprika, gehackt
- ½ Tasse rote Zwiebel, gehackt
- 4 Tassen Baby-Rucola
- 1 Tasse Ziegenkäse, zerkrümelt
- Kochspray

Wegbeschreibung:

Vermengen Sie in einer Schüssel die Eier mit Salz, Pfeffer und Oregano und verquirlen Sie sie.

Fetten Sie Ihren Slow Cooker mit dem Kochspray ein, richten Sie die Paprika und die restlichen Zutaten darin an und gießen Sie die Eiermischung darüber.

Setzen Sie den Deckel auf und kochen Sie 3 Stunden lang auf niedriger Stufe.

Verteilen Sie die Frittata auf Teller und servieren Sie sie.

Nährwerte: Kalorien 259, Fett 20,2 g, Ballaststoffe 1 g, Kohlenhydrate 4,4, g Protein 16,3 g

Veggie-Schalen

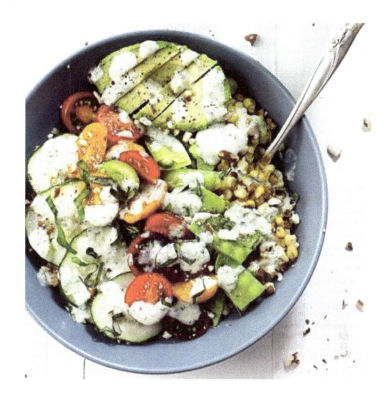

Zubereitungszeit: 10 Minuten

Kochzeit: 5 Minuten

Portionen: 4

Zutaten:

- 1 Esslöffel Olivenöl
- 1 Pfund Spargel, abgeschnitten und grob gehackt
- 3 Tassen Grünkohl, zerkleinert
- 3 Tassen Rosenkohl, zerkleinert

- ½ Tasse Hummus
- 1 Avocado, geschält, entkernt und in Scheiben geschnitten
- 4 Eier, weichgekocht, geschält und in Scheiben geschnitten

Für das Dressing:

- 2 Esslöffel Zitronensaft
- 1 Knoblauchzehe, gehackt
- 2 Teelöffel Dijon-Senf
- 2 Esslöffel Olivenöl
- Salz und schwarzer Pfeffer nach Geschmack

Wegbeschreibung:

Erhitzen Sie eine Pfanne mit 2 Esslöffeln Öl bei mittlerer Hitze, geben Sie den Spargel dazu und braten Sie ihn 5 Minuten unter häufigem Rühren an.

In einer Schüssel die anderen 2 Esslöffel Öl mit dem Zitronensaft, Knoblauch, Senf, Salz und Pfeffer vermengen und gut verquirlen.

Kombinieren Sie den Spargel in einer Salatschüssel mit dem Grünkohl, den Sprossen, dem Hummus, der Avocado und den Eiern und schwenken Sie ihn vorsichtig.

Fügen Sie das Dressing hinzu, schwenken Sie es und servieren Sie es zum Frühstück.

Nährwerte: Kalorien 323, Fett 21 g, Ballaststoffe 10,9 g, Kohlenhydrate 24,8 g

Avocado und Apfel Smoothies

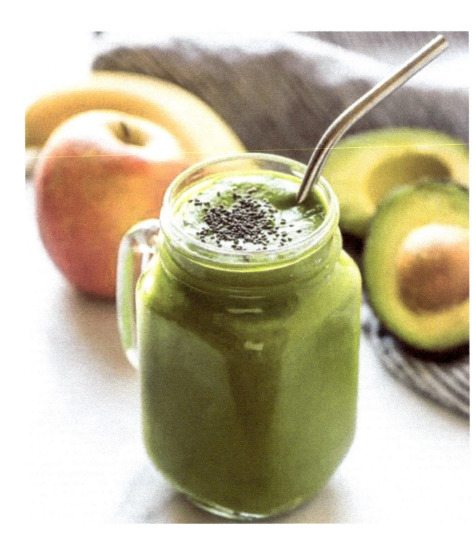

Zubereitungszeit: 5 Minuten

Kochzeit: 0 Minuten

Portionen: 2

Zutaten:

- 3 Tassen Spinat
- 1 grüner Apfel, entkernt und zerkleinert
- 1 Avocado, geschält, entkernt und gewürfelt
- 3 Esslöffel Chiasmen
- 1 Teelöffel Honig
- 1 Banane, gefroren und geschält
- 2 Tassen Kokosnusswasser

Wegbeschreibung:

Geben Sie den Spinat mit dem Apfel und den restlichen Zutaten in Ihren Mixer, pulsieren Sie, verteilen Sie ihn in Gläser und servieren Sie ihn.

Nährwerte: Kalorien 168, Fett 10,1 g, Ballaststoffe 6 g, Kohlenhydrate 21 g, Eiweiß 2,1 g

Avocado-Toast

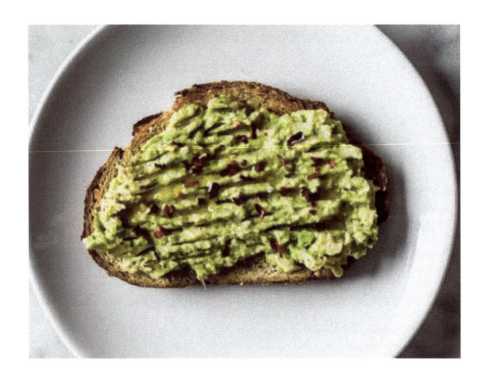

Zubereitungszeit: 10 Minuten

Kochzeit: 0 Minuten

Portionen: 2

Zutaten:

- 1 Esslöffel Ziegenkäse, zerkrümelt
- 1 Avocado, geschält, entkernt und püriert

- Eine Prise Salz und schwarzer Pfeffer
- 2 Scheiben Vollkornbrot, getoastet
- ½ Teelöffel Limettensaft
- 1 Dattelpflaume, in dünne Scheiben geschnitten
- 1 Fenchelknolle, in dünne Scheiben geschnitten
- 2 Teelöffel Honig
- 2 Esslöffel Granatapfelkerne

Wegbeschreibung:

In einer Schüssel das Avocado Fleisch mit Salz, Pfeffer, Limettensaft und dem Käse vermengen und verquirlen.

Streichen Sie diese auf getoastete Brotscheiben, belegen Sie jede Scheibe mit den restlichen Zutaten und servieren Sie sie zum Frühstück.

Nährwerte: Kalorien 348, Fett 20,8 g, Ballaststoffe 12,3 g, Kohlenhydrate 38,7 g, Eiweiß 7,1 g

Mini Frittata

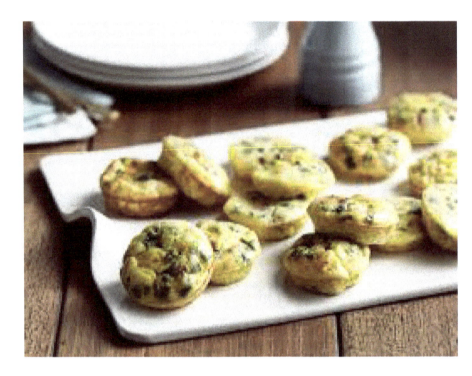

Zubereitungszeit: 5 Minuten

Kochzeit: 15 Minuten

Portionen: 12

Zutaten:

- 1 gelbe Zwiebel, gehackt
- 1 Tasse Parmesan, gerieben
- 1 gelbe Paprika, gewürfelt

- 1 rote Paprika, gewürfelt
- 1 Zucchini, gewürfelt
- Salz und schwarzer Pfeffer nach Geschmack
- 8 Eier, verquirlt
- Ein Nieselregen Olivenöl
- 2 Esslöffel Schnittlauch, gehackt

Wegbeschreibung:

Erhitzen Sie eine Pfanne mit dem Öl bei mittlerer Hitze, geben Sie die Zwiebel, die Zucchini und die restlichen Zutaten außer den Eiern und dem Schnittlauch hinzu und braten Sie sie 5 Minuten lang unter häufigem Rühren an.

Diese Mischung auf dem Boden eines Muffin Blechs verteilen, die Eiermischung darauf geben, mit Salz, Pfeffer und dem Schnittlauch bestreuen und bei 180 °C 10 Minuten backen.

Servieren Sie die Mini-Frittata gleich zum Frühstück.

Nährwerte: Kalorien 55, Fett 3 g, Ballaststoffe 0,7 g, Kohlenhydrate 3,2 g, Eiweiß 4,2 g

Beeren-Hafer

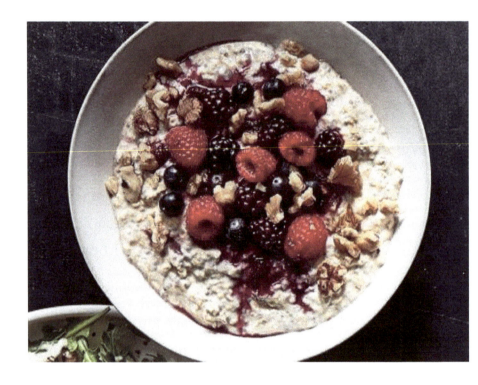

Zubereitungszeit: 5 Minuten

Kochzeit: 0 Minuten

Portionen: 2

Zutaten:

- ½ Tasse Haferflocken
- 1 Tasse Mandelmilch
- ¼ Tasse Chiasmen

- Eine Prise Zimtpulver
- 2 Teelöffel Honig
- 1 Tasse Beeren, püriert
- 1 Esslöffel Joghurt

Wegbeschreibung:

In einer Schüssel die Haferflocken mit der Milch und den restlichen Zutaten außer dem Joghurt vermengen, durchschwenken, in Schüsseln verteilen, mit dem Joghurt bestreichen und kalt zum Frühstück servieren.

Nährwerte: Kalorien 420, Fett 30,3 g, Ballaststoffe 7,2 g, Kohlenhydrate 35,3 g, Eiweiß 6,4 g

Sonnengetrocknete Tomaten Haferflocken

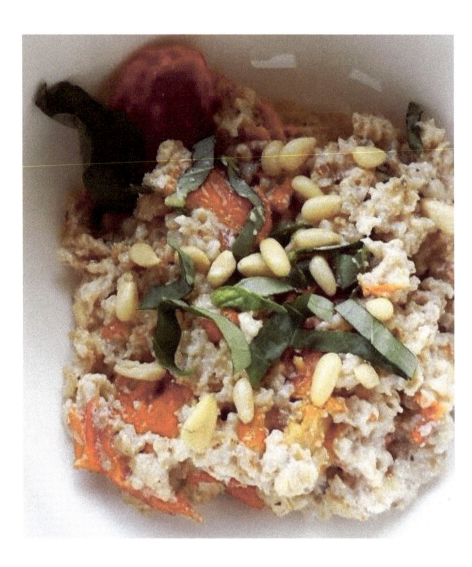

Zubereitungszeit: 10 Minuten

Kochzeit: 25 Minuten

Portionen: 4

Zutaten:

- 3 Tassen Wasser
- 1 Tasse Mandelmilch
- 1 Esslöffel Olivenöl
- 1 Tasse Stahl-Haferflocken
- ¼ Tasse sonnengetrocknete Tomaten, gehackt
- Eine Prise rote Paprikaflocken

Wegbeschreibung:

In einem Topf das Wasser mit der Milch mischen, bei mittlerer Hitze zum Kochen bringen.

In der Zwischenzeit eine Pfanne mit dem Öl bei mittlerer bis hohe Hitze erhitzen, die Haferflocken hinzugeben, ca. 2 Minuten kochen und m mit der Milch in die Pfanne geben.

Rühren Sie die Haferflocken um, fügen Sie die Tomaten hinzu und köcheln Sie bei mittlerer Hitze für 23 Minuten.

Verteilen Sie die Mischung in Schalen, streuen Sie die roten Paprikaflocken darüber und servieren Sie sie zum Frühstück.

Nährwerte: Kalorien 170, Fett 17,8 g, Ballaststoffe 1,5 g, Kohlenhydrate 3,8 g, Eiweiß 1,5 g

Quinoa Muffins

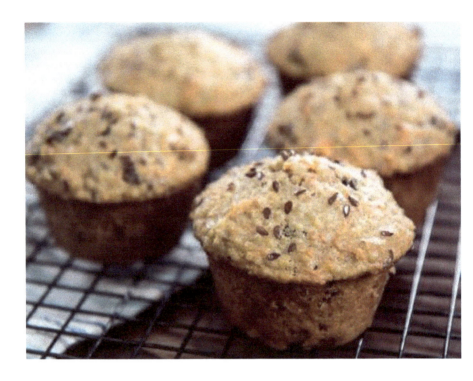

Zubereitungszeit: 10 Minuten

Kochzeit: 30 Minuten

Portionen: 12

Zutaten:

- 1 Tasse Quinoa, gekocht
- 6 Eier, verquirlt
- Salz und schwarzer Pfeffer nach Geschmack

- 1 Tasse Schweizer Käse, gerieben
- 1 kleine gelbe Zwiebel, gehackt
- 1 Tasse weiße Champignons, in Scheiben geschnitten
- ½ Tasse sonnengetrocknete Tomaten, gehackt

Wegbeschreibung:

Vermengen Sie in einer Schüssel die Eier mit Salz, Pfeffer und den restlichen Zutaten und verquirlen Sie sie gut.

In ein Silikon-Muffin blech verteilen, bei 180 °C 30 Minuten backen und zum Frühstück servieren.

Nährwerte: Kalorien 123, Fett 5,6 g, Ballaststoffe 1,3 g, Kohlenhydrate 10,8 g, Eiweiß 7,5 g

Pfanne mit Quinoa und Eiern

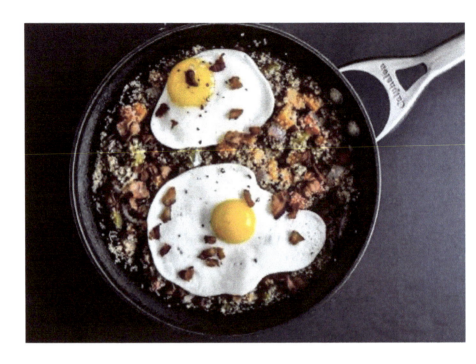

Zubereitungszeit: 10 Minuten

Kochzeit: 23 Minuten

Portionen: 4

Zutaten:

- 4 Scheiben Speck, gekocht und zerbröselt
- Ein Nieselregen Olivenöl
- 1 kleine rote Zwiebel, gehackt
- 1 rote Paprika, gewürfelt

- 1 Süßkartoffel, gerieben
- 1 grüne Paprika, gewürfelt
- 2 Knoblauchzehen, gehackt
- 1 Tasse weiße Champignons, in Scheiben geschnitten
- ½ Tasse Quinoa
- 1 Tasse Hühnerbrühe
- 4 Eier, gebraten
- Salz und schwarzer Pfeffer nach Geschmack

Wegbeschreibung:

Eine Pfanne mit dem Öl bei mittlerer Hitze erhitzen, Zwiebel, Knoblauch, Paprika, Süßkartoffel und die Pilze dazugeben, schwenken und 5 Minuten anbraten.

Fügen Sie die Quinoa hinzu, schwenken Sie sie und kochen Sie sie noch 1 Minute lang.

Brühe, Salz und Pfeffer hinzufügen, umrühren und 15 Minuten kochen.

Verteilen Sie die Mischung auf Teller, belegen Sie jede Portion mit einem Spiegelei, streuen Sie etwas Salz, Pfeffer und zerbröselten Speck darüber und servieren Sie zum Frühstück.

Nährwerte: Kalorien 304, Fett 14 g, Ballaststoffe 3,8 g, Kohlenhydrate 27,5 g, Eiweiß 17,8 g

Gefüllte Tomaten

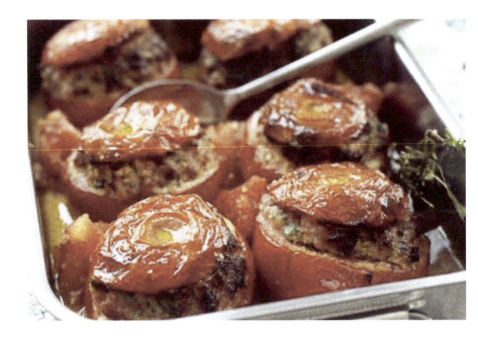

Zubereitungszeit: 10 Minuten

Kochzeit: 15 Minuten

Portionen: 4

Zutaten:

- 2 Esslöffel Olivenöl
- 8 Tomaten, das Innere ausgehöhlt
- ¼ Tasse Mandelmilch
- 8 Eier
- ¼ Tasse Parmesan, gerieben

- Salz und schwarzer Pfeffer nach Geschmack
- 4 Esslöffel Rosmarin, gehackt

Wegbeschreibung:

Fetten Sie eine Pfanne mit dem Öl ein und legen Sie die Tomaten hinein.

In jede Tomate ein Ei aufschlagen, die Milch und die restlichen Zutaten verteilen, die Form in den Ofen schieben und bei 180 °C 15 Minuten backen.

Sofort zum Frühstück servieren.

Nährwerte: Kalorien 276, Fett 20,3 g, Ballaststoffe 4,7 g, Kohlenhydrate 13,2 g, Eiweiß 13,7 g

Rührei

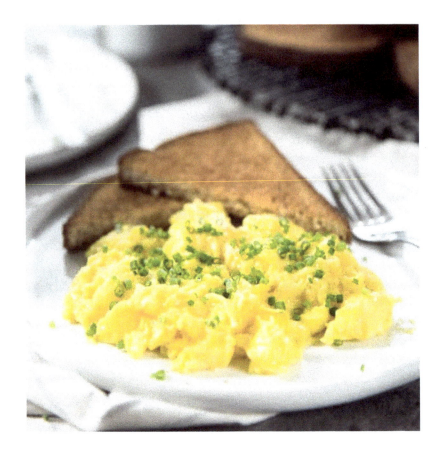

Zubereitungszeit: 10 Minuten

Kochzeit: 10 Minuten

Portionen: 2

Zutaten:

- 1 gelbe Paprika, gewürfelt
- 8 Kirschtomaten, gewürfelt

- 2 Frühlingszwiebeln, gehackt
- 1 Esslöffel Olivenöl
- 1 Esslöffel Kapern, abgetropft
- 2 Esslöffel schwarze Oliven, entsteint und in Scheiben geschnitten
- 4 Eier
- Eine Prise Salz und schwarzer Pfeffer
- ¼ Teelöffel Oregano, getrocknet
- 1 Esslöffel Petersilie, gehackt

Wegbeschreibung:

Erhitzen Sie eine Pfanne mit dem Öl bei mittlerer Hitze, geben Sie die Paprika und die Frühlingszwiebeln hinzu und braten Sie sie 3 Minuten lang an.

Fügen Sie die Tomaten, Kapern und die Oliven hinzu und braten Sie sie weitere 2 Minuten an.

Die Eier in die Pfanne schlagen, salzen, pfeffern und den Oregano hinzufügen und weitere 5 Minuten rühren.

Verteilen Sie das Rührei auf Teller, streuen Sie die Petersilie darüber und servieren Sie es.

Nährwerte: Kalorien 249, Fett 17 g, Ballaststoffe 3,2 g, Kohlenhydrate 13,3 g, Eiweiß 13,5 g

Wassermelone "Pizza"

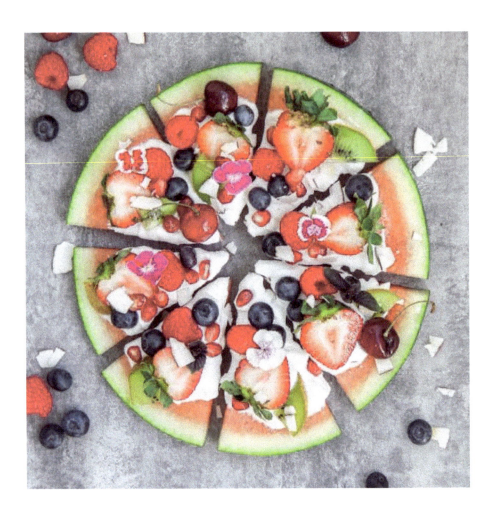

Zubereitungszeit: 10 Minuten

Kochzeit: 0 Minuten

Portionen: 4

Zutaten:

- 1 Wassermelonenscheibe, 1 Zoll dick geschnitten und dann von der Mitte aus in 4 Keile geschnitten, die Pizzaschnitten ähneln
- 6 Kalamata-Oliven, entkernt und in Scheiben geschnitten
- 0,30 g Feta-Käse, zerbröckelt
- ½ Esslöffel Balsamico-Essig
- 1 Teelöffel Minze, gehackt

Wegbeschreibung:

Die Wassermelonen-"Pizza" auf einem Teller anrichten, jede Scheibe mit den Oliven und den restlichen Zutaten bestreuen und sofort zum Frühstück servieren.

Ernährung: Kalorien 90, Fett 3 g, Ballaststoffe 1 g, Kohlenhydrate 14 g, Eiweiß 2 g

Schinken-Muffins

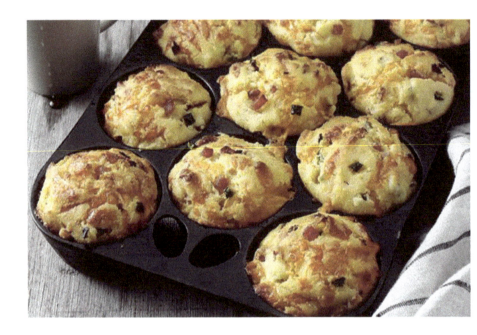

Zubereitungszeit: 10 Minuten

Kochzeit: 15 Minuten

Portionen: 6

Zutaten:

- 9 Scheiben Schinken
- 5 Eier, verquirlt
- 1/3 Tasse Spinat, gehackt
- ¼ Tasse Feta-Käse, zerbröckelt
- ½ Tasse geröstete rote Paprika, gehackt

- Eine Prise Salz und schwarzer Pfeffer
- 1 und ½ Esslöffel Basilikum-Pesto
- Kochspray

Wegbeschreibung:

Ein Muffin blech mit Kochspray einfetten und jede Muffin Form mit 1 und ½ Schinkenscheiben auslegen.

Verteilen Sie die Paprika und die restlichen Zutaten außer den Eiern, dem Pesto, Salz und Pfeffer in die Schinkenformen.

In einer Schüssel die Eier mit dem Pesto, Salz und Pfeffer vermischen, verquirlen und über die Paprikamischung gießen.

Die Muffins im Backofen bei 200 °C 15 Minuten backen und zum Frühstück servieren.

Nährwerte: Kalorien 109, Fett 6,7 g, Ballaststoffe 1,8 g, Kohlenhydrate 1,8 g, Eiweiß 9,3 g

Avocado Kichererbsen Pizza

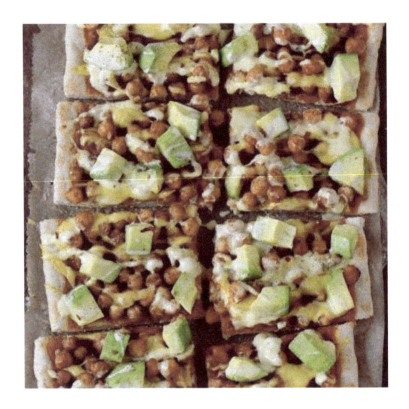

Zubereitungszeit: 20 Minuten

Kochzeit: 20 Minuten

Portionen: 2

Zutaten:

- 1 und ¼ Tassen Kichererbsen Mehl
- Eine Prise Salz und schwarzer Pfeffer
- 1 und ¼ Tassen Wasser

- 2 Esslöffel Olivenöl
- 1 Teelöffel Zwiebelpulver
- 1 Teelöffel Knoblauch, gehackt
- 1 Tomate, in Scheiben geschnitten
- 1 Avocado, geschält, entkernt und in Scheiben geschnitten
- 60 g Gouda, in Scheiben geschnitten
- ¼ Tasse Tomatensauce
- 2 Esslöffel grüne Zwiebeln, gehackt

Wegbeschreibung:

In einer Schüssel das Kichererbsen Mehl mit Salz, Pfeffer, Wasser, dem Öl, dem Zwiebelpulver und dem Knoblauch vermischen, gut durchrühren, bis ein Teig entsteht, etwas kneten, in eine Schüssel geben, abdecken und 20 Minuten ruhen lassen.

Den Teig auf eine Arbeitsfläche geben, zu einem kleinen Kreis formen, auf ein mit Pergamentpapier ausgelegtes Backblech geben und bei 210 °C 10 Minuten backen.

Die Tomatensauce auf der Pizza verteilen, die restlichen Zutaten ebenfalls verteilen und bei 190 °C weitere 10 Minuten backen.

Schneiden und zum Frühstück servieren.

Nährwerte: Kalorien 416, Fett 24,5 g, Ballaststoffe 9,6 g, Kohlenhydrate 36,6 g, Eiweiß 15,4 g

Banane und Quinoa-Auflauf

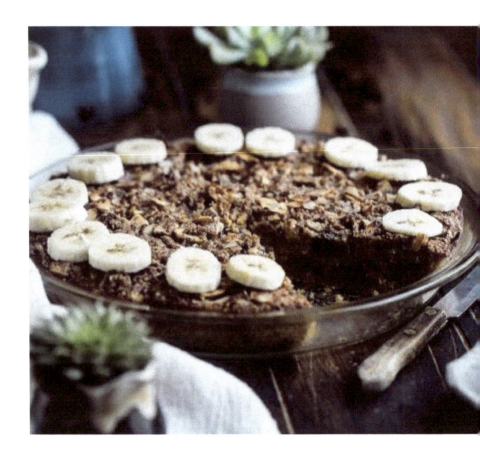

Zubereitungszeit: 10 Minuten

Garzeit: 1 Stunde und 20 Minuten

Portionen: 8

Zutaten:

- 3 Tassen Bananen, geschält und püriert
- ¼ Tasse reiner Ahornsirup
- ¼ Tasse Melasse
- 1 Esslöffel Zimtpulver
- 2 Teelöffel Vanilleextrakt
- 1 Teelöffel Nelken, gemahlen
- 1 Teelöffel Ingwer, gemahlen
- ½ Teelöffel Piment, gemahlen
- 1 Tasse Quinoa
- ¼ Tasse Mandeln, gehackt
- 2 und ½ Tassen Mandelmilch

Wegbeschreibung:

In einer Auflaufform die Bananen mit dem Ahornsirup, der Melasse und den restlichen Zutaten vermengen, durchschwenken und bei 180 °C 1 Stunde und 20 Minuten backen.

Verteilen Sie die Mischung auf Teller und servieren Sie sie zum Frühstück.

Nährwerte: Kalorien 213, Fett 4,1 g, Ballaststoffe 4 g, Kohlenhydrate 41 g, Eiweiß 4,5 g

Gewürzte Kichererbsen-Schalen

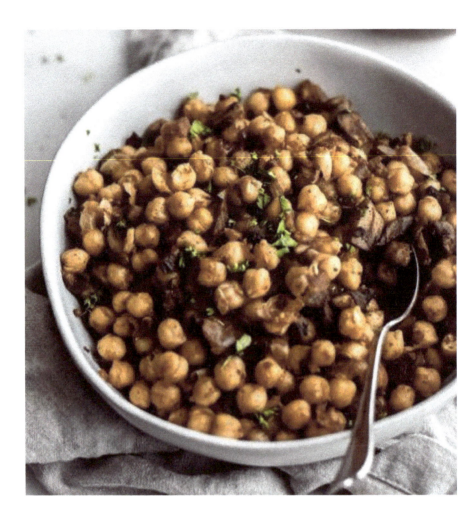

Zubereitungszeit: 10 Minuten

Kochzeit: 30 Minuten

Portionen: 4

Zutaten:

- 400 g Kichererbsen aus der Dose, abgetropft und abgespült
- ¼ Teelöffel Kardamom, gemahlen
- ½ Teelöffel Zimtpulver
- 1 und ½ Teelöffel Kurkumapulver
- 1 Teelöffel Koriander, gemahlen
- 1 Esslöffel Olivenöl
- Eine Prise Salz und schwarzer Pfeffer
- ¾ Tasse griechischer Joghurt
- ½ Tasse grüne Oliven, entkernt und halbiert
- ½ Tasse Kirschtomaten, halbiert
- 1 Salatgurke, in Scheiben geschnitten

Wegbeschreibung:

Die Kichererbsen auf einem ausgelegten Backblech verteilen, Kardamom, Zimt, Kurkuma, Koriander, Öl, Salz und Pfeffer dazugeben, schwenken und bei 180 °C 30 Minuten backen.

In einer Schüssel die gerösteten Kichererbsen mit den restlichen Zutaten vermengen, durchschwenken und zum Frühstück servieren.

Nährwerte: Kalorien 519, Fett 34,5 g, Ballaststoffe 13,3 g, Kohlenhydrate 49,8 g, Eiweiß 12 g

Avocado-Aufstrich

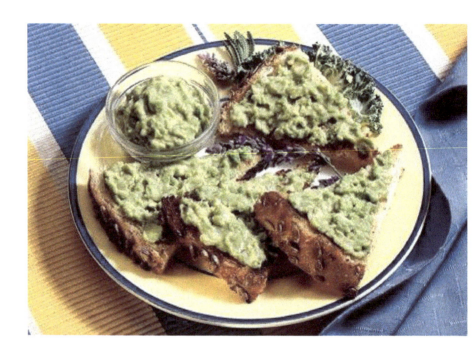

Zubereitungszeit: 5 Minuten

Kochzeit: 0 Minuten

Portionen: 8

Zutaten:

- 2 Avocados, geschält, entkernt und grob gewürfelt
- 1 Esslöffel sonnengetrocknete Tomaten, gehackt
- 2 Esslöffel Zitronensaft

- 3 Esslöffel Kirschtomaten, gewürfelt
- ¼ Tasse rote Zwiebel, gehackt
- 1 Teelöffel Oregano, getrocknet
- 2 Esslöffel Petersilie, gehackt
- 4 Kalamata-Oliven, entkernt und gehackt
- Eine Prise Salz und schwarzer Pfeffer

Wegbeschreibung:

Geben Sie die Avocados in eine Schüssel und zerdrücken Sie sie mit einer Gabel.

Fügen Sie die restlichen Zutaten hinzu, rühren Sie sie um und servieren Sie sie als Morgenaufstrich.

Nährwerte: Kalorien 110, Fett 10 g, Ballaststoffe 3,8 g, Kohlenhydrate 5,7 g, Eiweiß 1,2 g

Käsiger Joghurt

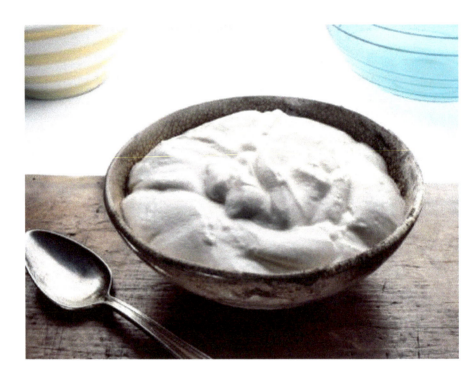

Zubereitungszeit: 4 Stunden und 5 Minuten

Kochzeit: 0 Minuten

Portionen: 4

Zutaten:

- 1 Tasse griechischer Joghurt
- 1 Esslöffel Honig
- ½ Tasse Feta-Käse, zerbröckelt

Wegbeschreibung:

Kombinieren Sie in einem Mixer den Joghurt mit dem Honig und dem Käse und pulsieren Sie gut.

In Schalen aufteilen und vor dem Servieren zum Frühstück 4 Stunden einfrieren.

Nährwerte: Kalorien 161, Fett 10 g, Ballaststoffe 0, Kohlenhydrate 11,8 g, Eiweiß 6,6 g

Gebackene Omelette-Mischung

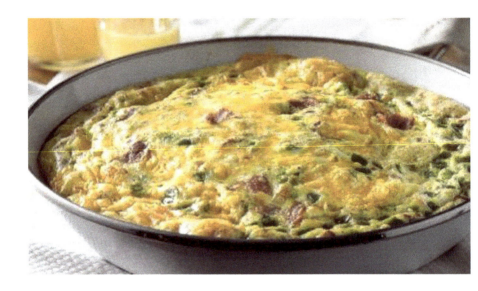

Zubereitungszeit: 10 Minuten

Kochzeit: 45 Minuten

Portionen: 12

Zutaten:

- 12 Eier, verquirlt
- 250 g Spinat, gehackt
- 2 Tassen Mandelmilch
- 350 g Artischocken aus der Dose, zerkleinert
- 2 Knoblauchzehen, gehackt
- 150 g Fetakäse, zerkrümelt

- 1 Esslöffel Dill, gehackt
- 1 Teelöffel Oregano, getrocknet
- 1 Teelöffel Zitronenpfeffer
- Eine Prise Salz
- 4 Teelöffel Olivenöl

Wegbeschreibung:

Erhitzen Sie eine Pfanne mit dem Öl bei mittlerer Hitze, geben Sie den Knoblauch und den Spinat hinzu und braten Sie ihn 3 Minuten lang an.

Vermengen Sie in einer Auflaufform die Eier mit den Artischocken und den restlichen Zutaten.

Die Spinatmischung ebenfalls dazugeben, etwas durchschwenken, die Mischung bei 180 °C 40 Minuten backen, auf Teller verteilen und zum Frühstück servieren.

Nährwerte: Kalorien 186, Fett 13 g, Ballaststoffe 1 g, Kohlenhydrate 5 g,
Eiweiß 10 g

Gefüllte Süßkartoffel

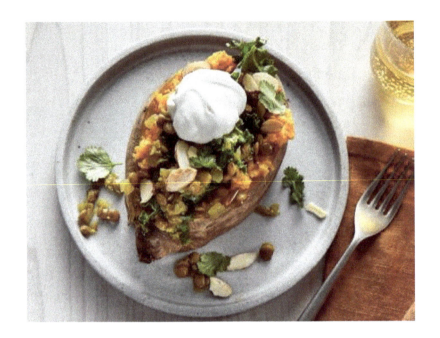

Zubereitungszeit: 10 Minuten

Kochzeit: 40 Minuten

Portionen: 8

Zutaten:

- 8 Süßkartoffeln, mit einer Gabel durchgestochen
- 400 g Kichererbsen aus der Dose, abgetropft und abgespült
- 1 kleine rote Paprikaschote, gewürfelt
- 1 Esslöffel Zitronenschale, gerieben
- 2 Esslöffel Zitronensaft

- 3 Esslöffel Olivenöl
- 1 Teelöffel Knoblauch, gehackt
- 1 Esslöffel Oregano, gehackt
- 2 Esslöffel Petersilie, gehackt
- Eine Prise Salz und schwarzer Pfeffer
- 1 Avocado, geschält, entkernt und püriert
- ¼ Tasse Wasser
- ¼ Tasse Tahini-Paste

Wegbeschreibung:

Die Kartoffeln auf ein mit Pergamentpapier ausgelegtes Backblech legen, bei 200 °C 40 Minuten backen, abkühlen lassen und in der Mitte einen Schlitz einschneiden.

In einer Schüssel die Kichererbsen mit der Paprika, der Zitronenschale, der Hälfte des Zitronensafts, der Hälfte des Öls, der Hälfte des Knoblauchs, dem Oregano, der Hälfte der Petersilie, Salz und Pfeffer vermengen, durchschwenken und die Kartoffeln mit dieser Mischung füllen.

In einer anderen Schüssel die Avocado mit dem Wasser, Tahini, dem restlichen Zitronensaft, Öl, Knoblauch und Petersilie vermischen, gut verquirlen und über die Kartoffeln verteilen.

Kalt zum Frühstück servieren.

Nährwerte: Kalorien 308, Fett 2 g, Ballaststoffe 8 g, Kohlenhydrate 38 g, Eiweiß 7 g

Blumenkohlkrapfen

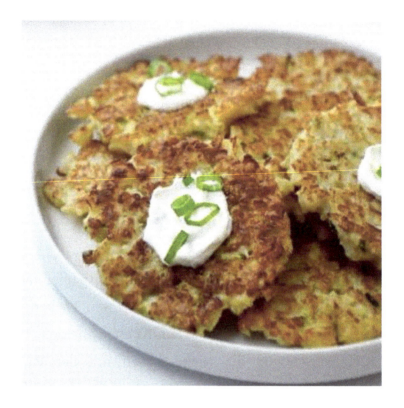

Zubereitungszeit: 10 Minuten

Kochzeit: 50 Minuten

Portionen: 4

Zutaten:

- 800 g Kichererbsen aus der Dose, abgetropft und abgespült
- 2 und ½ Esslöffel Olivenöl

- 1 kleine gelbe Zwiebel, gehackt
- 2 Tassen Blumenkohlröschen, gehackt
- 2 Esslöffel Knoblauch, gehackt
- Eine Prise Salz und schwarzer Pfeffer

Wegbeschreibung:

Die Hälfte der Kichererbsen auf einem mit Pergamentpapier ausgelegten Backblech verteilen, 1 EL Öl dazugeben, mit Salz und Pfeffer würzen, durchschwenken und bei 200 °C 30 Minuten backen.

Geben Sie die Kichererbsen in eine Küchenmaschine, pulsieren Sie gut und geben Sie die Mischung in eine Schüssel.

Erhitzen Sie eine Pfanne mit ½ Esslöffel Öl bei mittlerer bis hohe Hitze, geben Sie den Knoblauch und die Zwiebel hinzu und braten Sie sie 3 Minuten lang an.

Blumenkohl zugeben, weitere 6 Minuten kochen, in einen Mixer geben, die restlichen Kichererbsen zugeben, pulsieren, über die knusprige Kichererbsen Mischung aus der Schüssel gießen, umrühren und aus dieser Mischung mittelgroße Krapfen formen.

Erhitzen Sie eine Pfanne mit dem restlichen Öl bei mittlerer Hitze, geben Sie die Beignets hinein, braten Sie sie 3 Minuten auf jeder Seite und servieren Sie sie zum Frühstück.

Nährwerte: Kalorien 333, Fett 12,6 g, Ballaststoffe 12,8 g, Kohlenhydrate 44,7 g, Eiweiß 13,6 g

Pasta- und Pizza-Rezepte

Perfekte Pizza & Gebäck

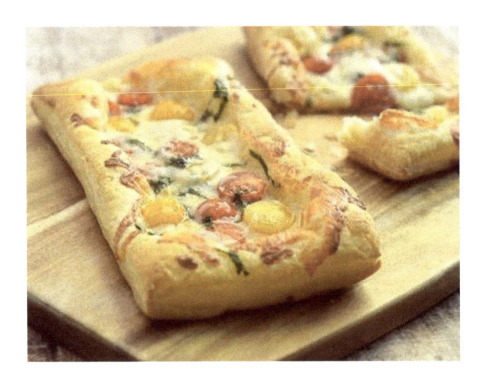

Zubereitungszeit: 35 Minuten

Kochzeit: 15 Minuten

Portionen: 10

Portionsgröße: 1-2 Keile

Zutaten:

Für den Pizzateig:

- 2 Teelöffel Honig
- 7 g aktive Trockenhefe
- 1¼-Tassen warmes Wasser (ca. 50 °C)
- 2 Esslöffel Olivenöl
- 1 Teelöffel Meersalz
- 3 Tassen Vollkornmehl + ¼-Tasse, je nach Bedarf zum Rollen
- Für den Pizzabelag:
- 1 Tasse Pesto-Sauce (siehe Rezept für Perky Pesto)
- 1 Tasse Artischockenherzen
- 1 Tasse verwelkter Blattspinat
- 1 Tasse sonnengetrocknete Tomate
- ½-Tasse Kalamata-Oliven
- 120 g Feta-Käse
- 120 g Mischkäse zu gleichen Teilen aus fettarmem Mozzarella, Asiago und Provolone
- Olivenöl

Optionale Topping-Zusätze:

- Paprika
- Hähnchenbrust, Streifen
- Frisches Basilikum

- Pinienkerne

Wegbeschreibung:

Für den Pizzateig:

1. Heizen Sie Ihren Backofen auf 180 °C vor.

2. Kombinieren Sie den Honig und die Hefe mit dem warmen Wasser in Ihrer Küchenmaschine mit einem Teigaufsatz. Verrühren Sie die Mischung, bis sie vollständig vermischt ist. Lassen Sie die Mischung 5 Minuten lang ruhen, um die Aktivität der Hefe durch das Auftreten von Blasen an der Oberfläche sicherzustellen.

3. Gießen Sie das Olivenöl hinein. Das Salz hinzufügen und eine halbe Minute lang mixen. Fügen Sie nach und nach 3 Tassen Mehl hinzu, etwa eine halbe Tasse auf einmal, und mischen Sie zwischen jeder Zugabe ein paar Minuten lang.

4. Lassen Sie Ihre Küchenmaschine den Teig 10 Minuten lang kneten, bis er glatt und elastisch ist. Bestreuen Sie ihn bei Bedarf mit Mehl, damit der Teig nicht an den Oberflächen der Schüssel der Küchenmaschine klebt.

5. Nehmen Sie den Teig aus der Schüssel. Lassen Sie ihn 15 Minuten lang mit einem feuchten, warmen Handtuch zugedeckt stehen.

6. Rollen Sie den Teig mit einem Nudelholz einen halben Zentimeter dick aus und bestäuben Sie ihn bei Bedarf mit Mehl. Stechen Sie mit einer Gabel wahllos Löcher in den Teig, damit die Kruste nicht blubbert.

7. Legen Sie den gelochten, ausgerollten Teig auf einen Pizzastein oder ein Backblech. Backen Sie 5 Minuten lang.

Für den Pizzabelag:

8. Den gebackenen Pizzaboden leicht mit Olivenöl bestreichen.

9. Gießen Sie die Pesto-Sauce darüber und verteilen Sie sie gründlich auf der Oberfläche des Pizzabodens, lassen Sie dabei einen halben Zentimeter Platz um den Rand als Kruste aus.

10. Belegen Sie die Pizza mit Artischockenherzen, verwelktem Blattspinat, sonnengetrockneten Tomaten und Oliven. (Nach Belieben mit weiteren Zutaten belegen.) Die Oberseite mit dem Käse bedecken.

11. Legen Sie die Pizza direkt auf den Ofen Rost. 10 Minuten backen, bis der Käse von der Mitte bis zum Rand blubbert und schmilzt. Lassen Sie die Pizza 5 Minuten abkühlen, bevor Sie sie aufschneiden.

Ernährung: Kalorien: 242,80, Gesamtfett: 15,1 g, Ballaststoffe: 6 g, Kohlenhydrate: 15,7 g, Eiweiß: 14,1 g

Margherita Mittelmeer Modell

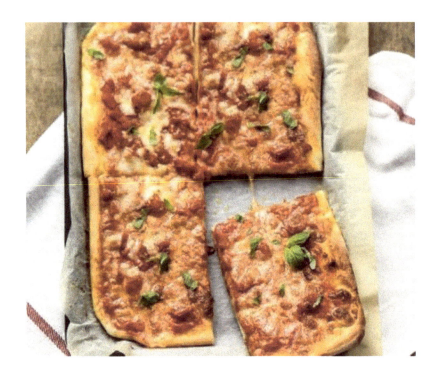

Zubereitungszeit: 15 Minuten

Kochzeit: 15 Minuten

Portionen: 10

Portionsgröße: 1-2 Keile

Zutaten:

- 1-Batch-Pizzateig (siehe das Rezept für den perfekten Pizza- und Blätterteig)
- 2 Esslöffel Olivenöl

- ½-Tasse zerdrückte Tomaten
- 3-Roma-Tomaten, in ¼-Zoll dicke Scheiben geschnitten
- ½ Tasse frische Basilikumblätter, dünn geschnitten
- 180 g Block Mozzarella, in ¼-Zoll-Scheiben geschnitten, mit einem Papiertuch trocken tupfen
- ½ Teelöffel Meersalz

Wegbeschreibung:

1. Heizen Sie Ihren Backofen auf 230 °C vor

2. Den Pizzaboden leicht mit Olivenöl bestreichen. Die zerkleinerten Tomaten gründlich auf dem Pizzaboden verteilen, dabei einen halben Zentimeter Platz am Rand als Kruste lassen.

3. Belegen Sie die Pizza mit den Roma-Tomatenscheiben, den Basilikumblättern und den Mozzarella scheiben. Streuen Sie Salz über die Pizza.

4. Legen Sie die Pizza direkt auf den Ofen Rost. 15 Minuten backen, bis der Käse von der Mitte bis zum Rand blubbert und schmilzt. Lassen Sie die Pizza 5 Minuten abkühlen, bevor Sie sie aufschneiden.

Ernährung: Kalorien: 251, Fette: 8 g, Ballaststoffe: 1 g, Kohlenhydrate: 34 g, Eiweiß: 9 g

Geflügel & Feta Fettuccine

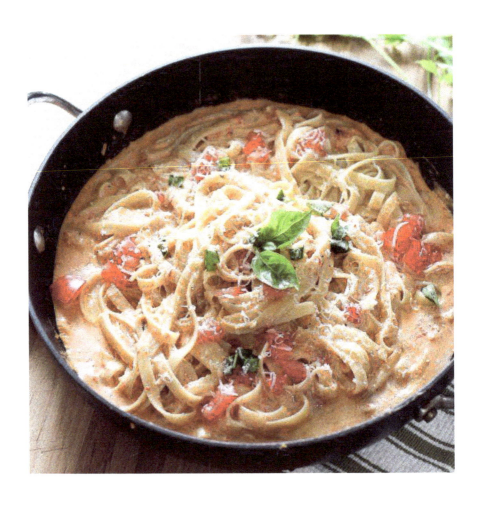

Zubereitungszeit: 5 Minuten

Kochzeit: 30 Minuten

Portionen: 6

Zutaten:

- 2 Esslöffel natives Olivenöl extra
- 600 g Hähnchenbrüste, ohne Knochen, ohne Haut, halbiert
- ¼ Teelöffel frisch gemahlener schwarzer Pfeffer
- 1 Teelöffel koscheres Salz (geteilt)
- 2 Tassen Wasser
- 2 x 400 g Dosen Tomatenwürfel mit Basilikum, Knoblauch und Oregano
- 400 g Vollkorn-Fettuccine-Nudeln
- 120 g fettreduzierter Feta-Käse (geteilt)
- Frische Basilikumblätter, fein gehackt (optional)

Wegbeschreibung:

1. Erhitzen Sie das Olivenöl 1 Minute lang in Ihrem holländischen Ofen, den Sie auf hohe Hitze stellen. Fügen Sie das Hähnchen hinzu und bestreuen Sie es mit frisch gemahlenem schwarzem Pfeffer und einem halben Teelöffel koscherem Salz. Braten Sie das Hähnchen 8 Minuten lang und wenden Sie es dabei einmal. Streuen Sie das restliche Salz darüber, nachdem Sie das Hähnchen einmal gewendet haben. Weitere 5 Minuten kochen, bis das Hähnchen durchgebraten ist.

2. Gießen Sie das Wasser ein und fügen Sie die Tomaten hinzu. Die Fettuccine-Nudeln einrühren und 5 Minuten lang zugedeckt kochen. Das Gericht abdecken und weitere 10 Minuten kochen.

3. Decken Sie die Schüssel ab und rühren Sie die Nudeln um. Fügen Sie 90 g Feta-Käse hinzu und rühren Sie erneut um. Weitere 5 Minuten zugedeckt kochen.

4. Zum Servieren mit dem gehackten Basilikum und dem restlichen Feta-Käse bestreuen.

Ernährung: Kalorien: 390, Fette: 11 g, Ballaststoffe: 6 g, Kohlenhydrate: 56 g, Eiweiß: 19 g

Sehr vegane Patras Nudeln

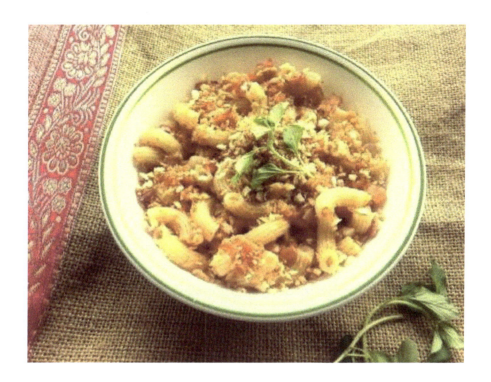

Zubereitungszeit: 5 Minuten

Kochzeit: 10 Minuten

Portionen: 6

Portionsgröße: 1-Einheit

Zutaten:

- 4-Liter-Salzwasser
- 300 g Gluten freie und Vollkornnudeln

- 5 Zehen Knoblauch, gehackt
- 1 Tasse Hummus (siehe Rezept für hausgemachten Hummus)
- Salz und Pfeffer
- ⅓-Tasse Wasser
- ½-Tasse Walnüsse
- ½-Tasse Oliven
- 2 Esslöffel getrockneten Canberras (optional)

Wegbeschreibung:

1. Bringen Sie das Salzwasser für das Kochen der Nudeln zum Kochen.

2. Bereiten Sie in der Zwischenzeit die Hummus-Sauce vor. Kombinieren Sie den Knoblauch, Hummus, Salz und Pfeffer mit Wasser in einer Rührschüssel. Fügen Sie die Walnüsse, Oliven und getrockneten Canberras hinzu, falls gewünscht. Beiseitestellen.

3. Geben Sie die Nudeln in das kochende Wasser. Kochen Sie die Nudeln nach den Angaben des Herstellers, bis sie al bissfest sind. Gießen Sie die Nudeln ab.

4. Geben Sie die Nudeln in eine große Servierschüssel und kombinieren Sie sie mit der Sauce.

Ernährung: Kalorien: 329, Fette: 12,6 g, Ballaststoffe: 7,9 g, Kohlenhydrate: 43,3 g, Eiweiß: 12 g

Köstliche Shrimp-Pappardelle-Nudeln

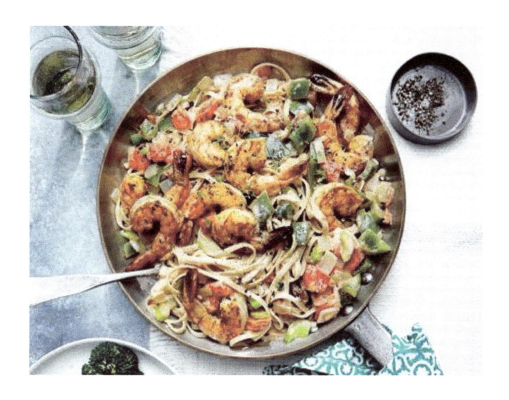

Zubereitungszeit: 10 Minuten

Kochzeit: 20 Minuten

Portionen: 4

Zutaten:

- 3-Liter-Salzwasser
- 400 g Jumbo-Garnelen, geschält und entwarnt
- ½ Teelöffel koscheres Salz

- ¼ Teelöffel schwarzer Pfeffer, frisch gerieben
- 3 Esslöffel Olivenöl (geteilt)
- 2 Tassen Zucchini, schräg in ⅛-Zoll dicke Scheiben geschnitten
- 1 Tasse Traubentomaten, halbiert
- ⅛-tsp rote Paprikaflocken
- 2 Zehen Knoblauch, gehackt
- 1 Teelöffel Schale von 1 Stück Zitrone
- 2 Esslöffel Zitronensaft
- 1 Esslöffel italienische Petersilie, gehackt
- 250 g frische Pappardelle-Nudeln

Wegbeschreibung:

1. Bringen Sie das Salzwasser für das Kochen der Nudeln zum Kochen.
2. Bereiten Sie in der Zwischenzeit die Garnelen vor. Kombinieren Sie die Garnelen mit Salz und Pfeffer. Beiseitestellen.
3. Erhitzen Sie einen Esslöffel Öl in einer großen Sautierpfanne bei mittlerer Hitze. Geben Sie die Zucchinischeiben hinzu und braten Sie sie 4 Minuten lang an, bis sie weich sind.
4. Fügen Sie die Traubentomaten hinzu und braten Sie sie 2 Minuten lang, bis sie gerade anfangen, weich zu werden. Rühren Sie das Salz ein, um es mit dem Gemüse zu kombinieren. Geben Sie das gekochte Gemüse in eine mittelgroße Schüssel. Beiseitestellen.

5. Geben Sie in derselben Sautee das restliche Öl hinein. Schalten Sie die Hitze auf mittel-niedrig. Fügen Sie die roten Paprikaflocken und den Knoblauch hinzu. 2 Minuten kochen, dabei häufig umrühren, damit der Knoblauch nicht anbrennt.

6. Fügen Sie die gewürzten Garnelen hinzu, und halten Sie die Hitze auf mittlerer Stufe. Garen Sie die Garnelen 3 Minuten lang auf jeder Seite, bis sie rosa werden.

7. Rühren Sie die Zitronenschale und den Zitronensaft ein. Geben Sie das gekochte Gemüse zurück in die Pfanne. Umrühren, um es mit den Garnelen zu kombinieren. Beiseitestellen.

8. Geben Sie die Nudeln in das kochende Wasser. Kochen Sie die Nudeln nach den Angaben des Herstellers, bis sie al bissfest sind. Gießen Sie die Nudeln ab.

9. Geben Sie die gekochten Nudeln in eine große Servierschüssel und kombinieren Sie sie mit den Zitronen-Knoblauch-Garnelen und dem Gemüse.

Ernährung: Kalorien: 474, Fette: 15 g, Ballaststoffe: 3 g, Kohlenhydrate: 46 g, Eiweiß: 37 g

Nudeln mit gemischten Pilzen

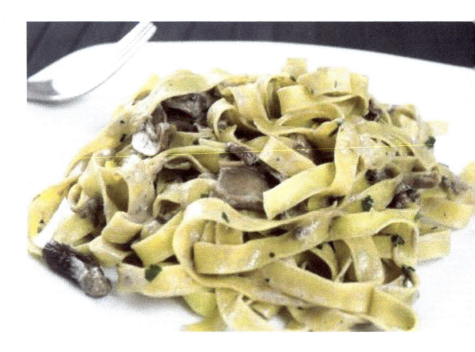

Zubereitungszeit: 5 Minuten

Kochzeit: 30 Minuten

Portionen: 8

Zutaten:

- 5-Liter-Salzwasser
- 3 Esslöffel Olivenöl
- 750 g verschiedene Waldpilze (Crimini, Shiitake, Portobello, etc.), in Scheiben geschnitten

- 4 Zehen Knoblauch, gehackt
- 1 Zwiebel rote Zwiebel, gewürfelt
- 1 Teelöffel Meersalz
- 2 Esslöffel Sherry-Koch wein
- 2½ Teelöffel frischer Thymian, gewürfelt
- 500 g Linguine-Nudeln
- ¾-Tasse reservierte Flüssigkeit von gekochten Nudeln
- 180 g Ziegenkäse
- ¼-Tasse Haselnüsse, gehackt

Wegbeschreibung:

1. Bringen Sie das Salzwasser für das Kochen der Nudeln zum Kochen.

2. Erhitzen Sie in der Zwischenzeit das Olivenöl in einer großen Pfanne bei mittlerer bis hohe Hitze. Fügen Sie die Pilze hinzu und braten Sie sie 10 Minuten lang an, bis sie braun werden.

3. Fügen Sie den Knoblauch, die Zwiebeln und das Salz hinzu. Sautieren Sie 4 Minuten lang, bis die Zwiebeln glasig sind.

4. Den Wein zugießen und einkochen lassen, bis die Flüssigkeit verdampft ist. Mit Thymian bestreuen und beiseitestellen.

5. Geben Sie die Nudeln in das kochende Wasser. Kochen Sie die Nudeln nach den Angaben des Herstellers, bis sie al bissfest sind.

6. Bevor Sie die Nudeln vollständig abgießen, reservieren Sie ¾-Tasse des Nudelwassers

7. Geben Sie die gekochten Nudeln in eine große Servierschüssel und kombinieren Sie sie mit der Pilzmischung, der Nudelflüssigkeit und dem Ziegenkäse. Schwenken Sie die Nudeln vorsichtig, bis der Ziegenkäse vollständig geschmolzen ist.

8. Zum Servieren die Nudeln mit gehackten Haselnüssen bestreuen.

Ernährung: Kalorien: 331, Fette: 12 g, Ballaststoffe: 6 g, Kohlenhydrate: 45 g, Eiweiß: 13 g

Mediterrane Makkaroni mit gewürztem Spinat

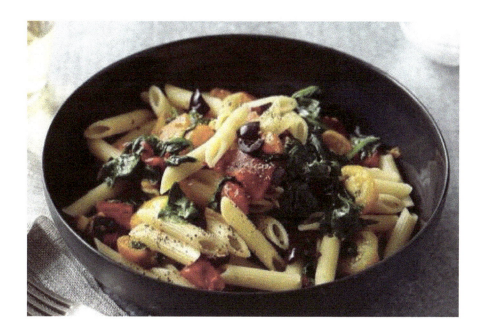

Zubereitungszeit: 5 Minuten

Kochzeit: 20 Minuten

Portionen: 4

Zutaten:

- 2 Esslöffel Olivenöl
- 2 Zehen Knoblauch, gehackt
- 1 Stk. gelbe Zwiebel, gewürfelt
- Prise Salz
- 300 g frischer Babyspinat

- 2-Stück frische Tomaten, gewürfelt
- ¼-Tasse entrahmter Mozzarella-Käse, geraspelt
- ½ Tasse zerbröckelter Feta-Käse
- ½-Tasse weißer Cheddar-Käse, gewürfelt
- 1-Tasse natriumarme Gemüsebrühe
- 2 Tassen Ellenbogen-Vollkornmakkaroni
- 1 Tasse ungesüßte Mandelmilch
- ½ Teelöffel Bio-Italienisches Gewürz
- Salz und frisch gemahlener Pfeffer
- Petersilie zum Garnieren

Wegbeschreibung:

1. Erhitzen Sie das Olivenöl in einer großen Pfanne bei mittlerer bis hohe Hitze. Fügen Sie den Knoblauch, die Zwiebeln und eine Prise Salz hinzu und braten Sie sie 3 Minuten lang an, bis sie weich sind.

2. Fügen Sie den Spinat, die Tomaten, den Käse, die Gemüsebrühe, die Makkaroni, die Milch und die Gewürze hinzu. Gut mischen, bis alles gut vermischt ist. Bringen Sie die Mischung unter häufigem Rühren zum Kochen.

3. Reduzieren Sie die Hitze auf mittel-niedrig und decken Sie die Pfanne ab. Kochen Sie weitere 15 Minuten, bis die Nudeln durchgekocht sind. Rühren Sie dabei alle 3 Minuten um, damit die Nudelmischung nicht an den Oberflächen der Pfanne kleben bleibt.

4. Nehmen Sie die Nudeln vom Herd und rühren Sie sie um. Zum Servieren garnieren Sie die Nudeln mit Petersilie.

Ernährung: Kalorien: 544, Fette: 23 g, Ballaststoffe: 3 g, Kohlenhydrate: 60 g, Eiweiß: 22 g

Gemüse-Rezepte

Gurken-Wassermelonen-Salat

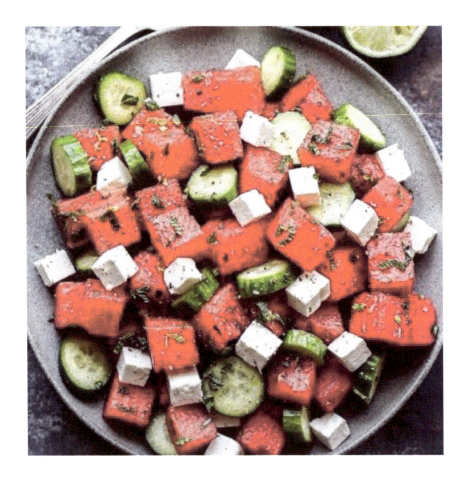

Portionen: 6

Zubereitungszeit: 10 Minuten

Kochzeit: 10 Minuten

Für Salat:

- ½ Tasse Feta-Käse, zerbröckelt
- ¼ Tasse frische Basilikumblätter, gehackt
- ¼ Tasse frische Minzblätter, gehackt
- 1 Salatgurke, gewürfelt
- ½ Wassermelone, geschält und in Würfel geschnitten

Für das Dressing:

- 1 Esslöffel Olivenöl
- 2 Esslöffel frischer Limettensaft
- 2 Esslöffel Honig
- Prise Salz

Wegbeschreibung:

Mischen Sie alle Zutaten für das Dressing in einer kleinen Schüssel und stellen Sie sie beiseite.

Geben Sie alle Salatzutaten in den Mix topf und mischen Sie sie gut.

Gießen Sie das Dressing über den Salat und schwenken Sie es gut.

Ernährung: Kalorien: 130; Fett: 7,6 g; Gesättigtes Fett: 3,4 g; Protein: 3,5 g; Kohlenhydrate: 13,9 g; Ballaststoffe: 0,9 g; Zucker: 11,6 g

Caprese Nudelsalat

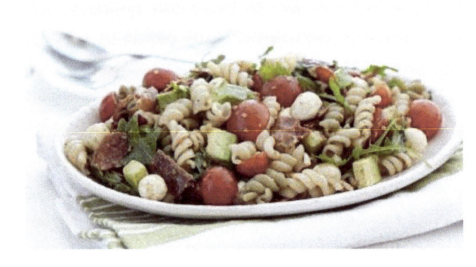

Portionen: 6

Zubereitungszeit: 10 Minuten

Kochzeit: 10 Minuten

Zutaten:

- 450 g Nudeln aus braunem Reis
- 1 Esslöffel frischer Zitronensaft
- 1 Esslöffel Knoblauch, gehackt
- 2 Esslöffel Olivenöl
- ¼ Tasse Balsamico-Essig
- 1 Avocado, zerkleinert

- 1 Tasse frisches Basilikum, gehackt
- 250 g Kirschtomaten, halbiert
- ¼ Teelöffel Pfeffer
- ½ Teelöffel Salz

Wegbeschreibung:

Mischen Sie in einer kleinen Schüssel Zitronensaft, Knoblauch, Öl, Essig, Pfeffer und Salz und stellen Sie sie beiseite.

Kochen Sie die Nudeln nach den Anweisungen auf der Packung. Gut abtropfen lassen und in eine große Rührschüssel geben.

Geben Sie die restlichen Zutaten in die Schüssel und mischen Sie sie gut.

Gießen Sie das Dressing über den Salat und schwenken Sie es gut.

Ernährung: Kalorien: 378; Fett: 12,9 g; Gesättigtes Fett: 2,4 g; Protein: 6,7 g; Kohlenhydrate: 59,6 g; Ballaststoffe: 5,2 g; Zucker: 2,1 g

Spinat-Bohnen-Suppe

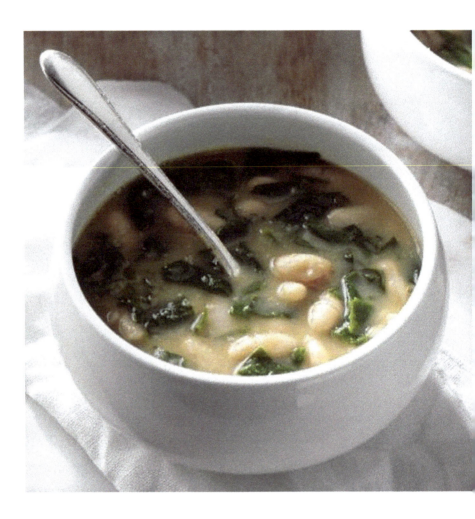

Portionen: 6

Zubereitungszeit: 10 Minuten

Kochzeit: 6 Stunden

Zutaten:

- 8 Tassen frischer Spinat, gehackt
- 1 Teelöffel getrocknetes Basilikum, zerkleinert
- 1 Teelöffel Knoblauch, gehackt
- ½ Tasse Zwiebel, gehackt
- ½ Tasse brauner Reis
- 400 g Dose Great Northern Bohnen, abgespült und abgetropft
- 400 g Dose Tomatenpüree
- 5 ½ Tassen Gemüsebrühe
- ¼ Teelöffel Pfeffer
- ¼ Teelöffel Salz

Wegbeschreibung:

Geben Sie alle Zutaten außer Spinat in den Slow Cooker und rühren Sie gut um.

Decken Sie den Schongarer mit einem Deckel ab und kochen Sie ihn 6 Stunden lang auf niedriger Stufe.

Spinat hinzufügen und gut umrühren.

Ernährung: Kalorien: 186; Fett: 2,5 g; Gesättigtes Fett: 0,5 g; Eiweiß: 11,8 g; Kohlenhydrate: 30,2 g; Ballaststoffe: 5,6 g; Zucker: 5,6 g

Gebratene Zucchini

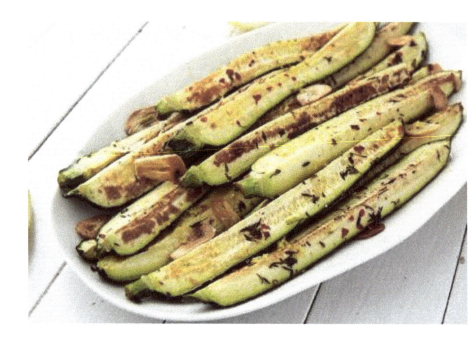

Portionen: 4

Zubereitungszeit: 10 Minuten

Kochzeit: 15 Minuten

Zutaten:

- 450 g Zucchini, in Scheiben geschnitten
- 30 g Parmesankäse, gerieben
- 1 Teelöffel getrocknete Kräutermischung
- 1 Knoblauchzehe, gehackt
- 2 Esslöffel Olivenöl

Wegbeschreibung:

Heizen Sie den Backofen auf 230 °C vor.

Geben Sie alle Zutaten außer dem Parmesankäse in die große Schüssel und schwenken Sie sie gut durch.

Die Zucchinimischung in die Auflaufform geben und im vorgeheizten Ofen 10 Minuten garen.

Parmesankäse über die Zucchini streuen.

Zurück in den Ofen und weitere 5 Minuten garen.

Servieren und genießen.

Ernährung: Kalorien: 102; Fett: 8,7 g; Gesättigtes Fett: 2,1 g; Eiweiß: 3,7 g; Kohlenhydrate: 4,3 g; Ballaststoffe: 1,3 g; Zucker: 2 g

Zitronen-Artischocken-Salat

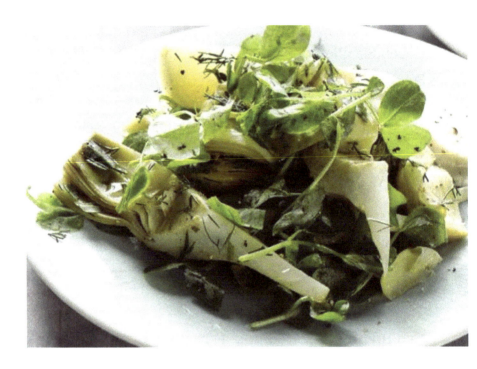

Portionen: 4

Zubereitungszeit: 10 Minuten

Kochzeit: 10 Minuten

Zutaten:

- 800 g Dose Artischockenherzen, abgetropft und geviertelt
- 2 Esslöffel Olivenöl
- ¼ Tasse frische Petersilie, gehackt

- 2 Knoblauchzehen, gehackt
- 1 Zitrone, gewürfelt
- 300 g Champignons, abgetropft und in Scheiben geschnitten
- Pfeffer
- Salz

Wegbeschreibung:

Geben Sie alle Zutaten in den Mix topf und schwenken Sie sie gut durch.

Sofort servieren und genießen.

Ernährung: Kalorien: 141; Fett: 7 g; Gesättigtes Fett: 1 g; Eiweiß: 5,2 g; Kohlenhydrate: 14,1 g; Ballaststoffe: 7,9 g; Zucker: 1,7 g

Bohnen-Pilz-Gumbo

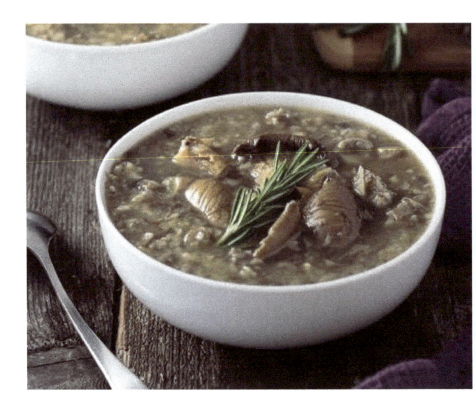

Portionen: 4

Zubereitungszeit: 10 Minuten

Kochzeit: 8 Minuten

Zutaten:

- 1 Tasse Champignons, in Scheiben geschnitten
- 2 Tassen Gemüsebrühe

- 2 mittelgroße Zucchini, in Scheiben geschnitten
- 2 Esslöffel Olivenöl
- 1 Tasse rote Bohnen, über Nacht eingeweicht
- 2 Knoblauchzehen, gehackt
- 1 grüne Paprika, gewürfelt

Wegbeschreibung:

Geben Sie alle Zutaten in den Instant Pot und rühren Sie gut um.

Verschließen Sie den Instant Pot mit einem Deckel und kochen Sie ihn bei hohem Druck 8 Minuten lang.

Lassen Sie den Druck 10 Minuten lang auf natürliche Weise ab, und lassen Sie dann den restlichen Druck mit einer Schnellablassmethode ab.

Gut umrühren und servieren.

Ernährung: Kalorien: 251; Fett: 8,8 g; Gesättigtes Fett: 2,1 g; Protein: 12,5 g; Kohlenhydrate: 35,8 g; Ballaststoffe: 8,7 g; Zucker: 5,5 g

Einfache Balsamico-Pastinaken

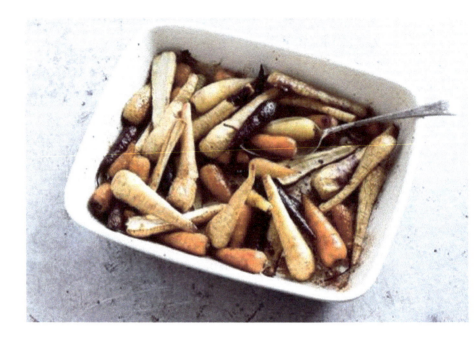

Portionen: 4

Zubereitungszeit: 10 Minuten

Kochzeit: 3 Minuten

Zutaten:

- 700 g Pastinaken, geschält und in Scheiben geschnitten
- 1/4 Tasse Gemüsebrühe
- 1 Esslöffel Honig
- 3 Esslöffel Balsamico-Essig

- 1/8 Teelöffel Pfeffer
- 1/2 Teelöffel Salz

Wegbeschreibung:

Geben Sie Pastinaken, Essig und Brühe in den Instant Pot.

Topf mit Deckel verschließen und 3 Minuten bei hohem Druck kochen.

Sobald dies geschehen ist, lassen Sie den Druck mit der Schnellablassmethode ab. Öffnen Sie den Deckel.

Honig einrühren und mit Pfeffer und Salz abschmecken.

Ernährung: Kalorien: 149; Fett: 1 g; Gesättigtes Fett: 0,6 g; Eiweiß: 2,1 g; Kohlenhydrate: 35,6 g; Ballaststoffe: 8,4 g; Zucker: 13 g

Cremige Karottensuppe

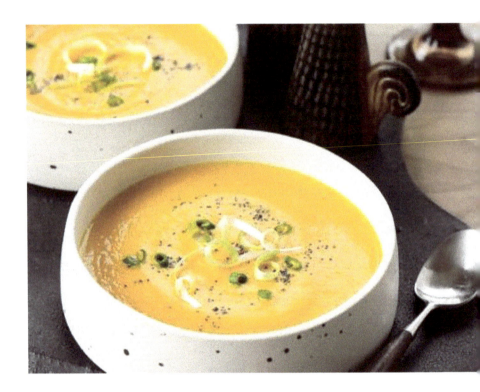

Portionen: 6

Zubereitungszeit: 10 Minuten

Kochzeit: 45 Minuten

Zutaten:

- 900 g Möhren, geschält und in Scheiben geschnitten
- 4 Knoblauchzehen, gehackt
- 2 Lauchstangen, in Scheiben geschnitten

- 2 Esslöffel Olivenöl
- 4 Tassen Gemüsebrühe
- 1/2 Teelöffel gemahlener Kreuzkümmel
- 1/4 Teelöffel gemahlener Koriander
- Pfeffer
- Salz

Wegbeschreibung:

Erhitzen Sie das Olivenöl in einem Kochtopf bei mittlerer Hitze.

Möhren, Kreuzkümmel, Koriander, Knoblauch, Lauch, Pfeffer und Salz hinzufügen und 15 Minuten kochen.

Brühe zugeben und gut umrühren. Zum Köcheln bringen.

Drehen Sie die Hitze auf niedrig und köcheln Sie 30 Minuten lang.

Pürieren Sie die Suppe mit einem Stabmixer, bis sie glatt ist.

Ernährung: Kalorien: 125; Fett: 5,1 g; Gesättigtes Fett: 1 g; Eiweiß: 1,9 g; Kohlenhydrate: 20,2 g; Ballaststoffe: 4,3 g; Zucker: 9 g

Pilz-Spinat-Frittata

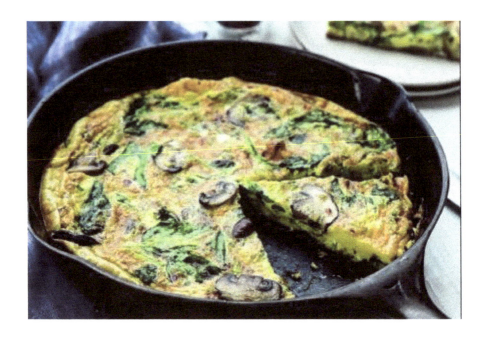

Portionen: 6

Zubereitungszeit: 10 Minuten

Kochzeit: 17 Minuten

Zutaten:

- 8 Eier
- 1/4 Tasse Zwiebel, gewürfelt
- 1 1/2 Tasse Champignons, in Scheiben geschnitten

- 1 Esslöffel Olivenöl
- 2 Tassen Spinat, gehackt
- 1 Esslöffel italienisches Gewürz, zerkleinert
- Pfeffer
- Salz

Wegbeschreibung:

Heizen Sie den Backofen auf 180 °C vor.

Erhitzen Sie Öl in der ofenfesten Pfanne bei mittlerer bis hohe Hitze.

Zwiebel und Champignons hinzufügen und 5 Minuten anbraten.

Spinat hinzufügen und 2 Minuten kochen.

Verquirlen Sie in einer großen Schüssel die Eier mit den italienischen Gewürzen, dem Pfeffer und dem Salz.

Übertragen Sie die Pfannenmischung auf die Eimischung und rühren Sie gut um.

Geben Sie die Eismasse zurück in die ofenfeste Form und garen Sie sie im vorgeheizten Ofen 10 Minuten.

Ernährung: Kalorien: 119; Fett: 9 g; Gesättigtes Fett: 2,3 g; Eiweiß: 8,3 g; Kohlenhydrate: 2,1 g; Ballaststoffe: 0,5 g; Zucker: 1,2 g

Zitronen- Gerste -Salat

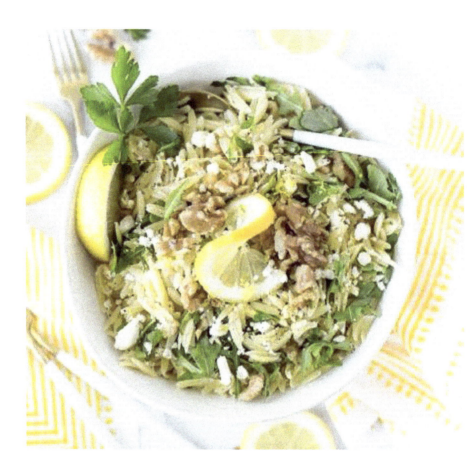

Portionen: 6

Zubereitungszeit: 10 Minuten

Kochzeit: 15 Minuten

Zutaten:

- 350 g Vollkorn- Gerste -Nudeln
- ¼ Tasse Olivenöl
- 1 Zitrone Saft
- 1 Tasse frische Minzblätter, gehackt
- 1 Tasse frische Basilikumblätter, gehackt
- ½ kleine Zwiebel, gewürfelt
- 1 Salatgurke, gewürfelt
- 400 g Dose Kichererbsen, abgespült und abgetropft
- 3 Tassen Babyspinat, gehackt
- Pfeffer
- Salz

Wegbeschreibung:

Kochen Sie die Nudeln nach den Anweisungen auf der Packung. Gut abtropfen lassen und in eine große Rührschüssel geben.

Geben Sie die restlichen Zutaten in die Schüssel und schwenken Sie sie gut durch.

Salat mit Pfeffer und Salz würzen.

Ernährung: Kalorien: 381; Fett: 10,6 g; Gesättigtes Fett: 1,4 g; Eiweiß: 11,7 g; Kohlenhydrate: 65,3 g; Ballaststoffe: 7,1 g; Zucker: 1,3 g

Avocado-Tomaten-Salat

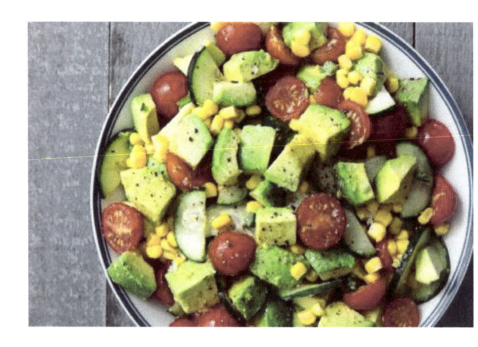

Portionen: 4

Zubereitungszeit: 10 Minuten

Kochzeit: 5 Minuten

Zutaten:

- 2 Avocados, gewürfelt
- ½ Zwiebel, gewürfelt
- 1 Esslöffel Olivenöl
- ¼ Tasse frischer Koriander, gehackt

- 1 frischer Limettensaft
- 4 Tassen Kirschtomaten, halbiert
- Pfeffer
- Salz

Wegbeschreibung:

Geben Sie alle Zutaten in den Mix topf und schwenken Sie sie gut durch.

Ernährung: Kalorien: 276; Fett: 23,5 g; Gesättigtes Fett: 4,7 g; Protein: 3,7 g; Kohlenhydrate: 17,9 g; Ballaststoffe: 9,3 g; Zucker: 6 g

Feta-Spargel-Salat

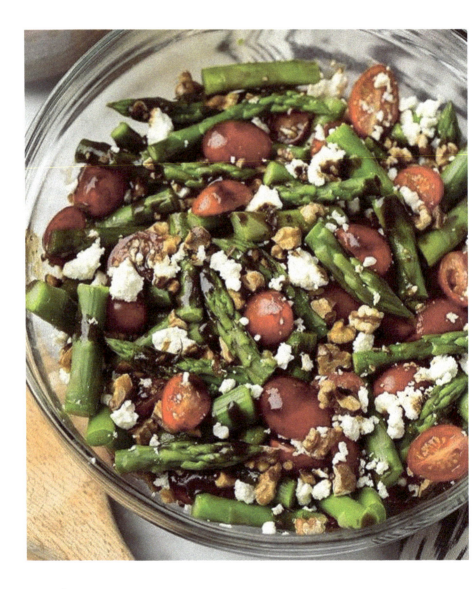

Portionen: 4

Zubereitungszeit: 10 Minuten

Kochzeit: 10 Minuten

Zutaten:

- 900 g Spargel, Enden abgeschnitten
- ¾ Tasse Feta-Käse, zerbröckelt
- 1 Esslöffel Zitronensaft
- 1 Zitronenschale
- 3 Esslöffel Olivenöl
- ¼ Teelöffel Pfeffer
- ¼ Teelöffel Salz

Wegbeschreibung:

Heizen Sie den Grill auf hohe Stufe vor.

Spargel auf ein mit Folie ausgelegtes Backblech legen. Mit 2 Esslöffeln Öl beträufeln und mit Pfeffer und Salz würzen.

Spargel auf den Grill legen und 3-4 Minuten garen.

Gegrillten Spargel hacken und in den Mix topf geben.

Geben Sie die restlichen Zutaten in den mix topf und schwenken Sie sie gut durch.

Ernährung: Kalorien: 211; Fett: 16,8 g; Gesättigtes Fett: 5,8 g; Eiweiß: 9 g; Kohlenhydrate: 10,1 g; Ballaststoffe: 4,8 g; Zucker: 5,5 g

Sautierte Champignons

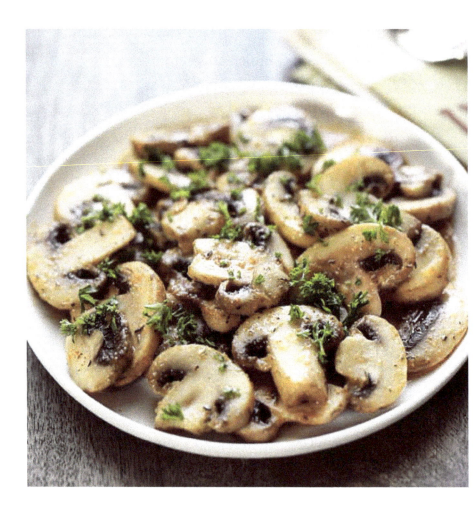

Portionen: 2

Zubereitungszeit: 10 Minuten

Kochzeit: 10 Minuten

Zutaten:

- 300 g Champignons, in Scheiben geschnitten
- 1 Esslöffel Knoblauch, gehackt
- ¼ Teelöffel getrockneter Thymian
- ¼ Tasse Olivenöl
- Pfeffer
- Salz

Erhitzen Sie 2 Esslöffel Öl in einer Pfanne bei mittlerer Hitze.

Champignons, Knoblauch, Thymian, Pfeffer und Salz hinzufügen und die Champignons anbraten, bis sie weich sind.

Restliches Öl darüber träufeln und servieren.

Ernährung: Kalorien: 253; Fett: 25,6 g; Gesättigtes Fett: 3,6 g; Protein: 4,7 g; Kohlenhydrate: 6,2 g; Ballaststoffe: 1,6 g; Zucker: 2,5 g

Champignons Erbsen Dinkel

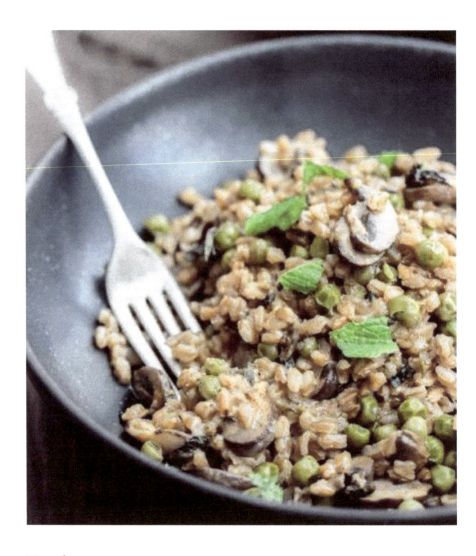

Portionen: 4

Zubereitungszeit: 10 Minuten

Kochzeit: 30 Minuten

Zutaten:

- 1 Tasse italienischer Perlen Dinkel
- ¼ Tasse frische Minzblätter, gehackt
- ½ Tasse Parmesankäse, gerieben
- 2 ¼ Tasse Gemüsebrühe
- 2 Thymianzweige
- 1 Teelöffel Paprika
- 1 Teelöffel Knoblauch, gehackt
- 1 Tasse gefrorene Erbsen
- 250 g Champignons, in Scheiben geschnitten
- ¼ Tasse grüne Zwiebeln, gehackt
- 2 Esslöffel Olivenöl
- Pfeffer
- Salz

Wegbeschreibung:

Erhitzen Sie das Öl in einem Topf bei mittlerer bis hohe Hitze.

Erbsen, Champignons und Frühlingszwiebeln hinzufügen und 3-4 Minuten sautieren. Knoblauch hinzufügen und 30 Sekunden lang sautieren.

Dinkel, Thymian, Paprika, Pfeffer und Salz hinzufügen und 4-5 Minuten anbraten.

Brühe zugeben und alles gut umrühren. Zum Kochen bringen.

Drehen Sie die Hitze auf mittel-niedrig. Abdecken und 20 Minuten kochen oder bis alle Flüssigkeit aufgesogen ist.

Nehmen Sie den Topf vom Herd.

Minzblätter und Parmesankäse hinzufügen und gut umrühren.

Ernährung: Kalorien: 422; Fett: 14,7 g; Gesättigtes Fett: 6,8 g; Protein: 26 g; Kohlenhydrate: 44,6 g; Ballaststoffe: 8,5 g; Zucker: 3,4 g

Leckerer Blumenkohl-Reis

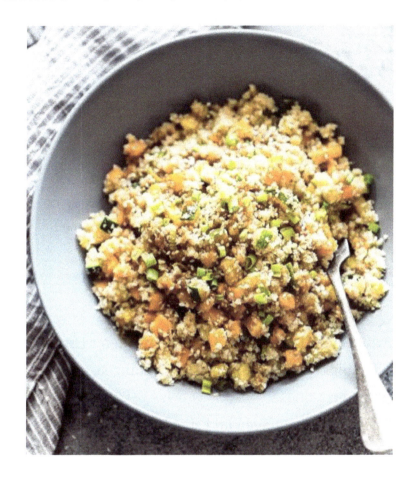

Portionen: 4

Zubereitungszeit: 10 Minuten

Kochzeit: 15 Minuten

Zutaten:

- 300 g Blumenkohlreis

- 3 Esslöffel sonnengetrocknete Tomaten, gehackt
- 2 Tassen Spinat, gehackt
- 1/3 Tasse Gemüsebrühe
- 2 Tomaten, gewürfelt
- 1 kleine Zucchini, in Scheiben geschnitten
- 1 Knoblauchzehe, gehackt
- 1 Tasse Champignons, in Scheiben geschnitten
- ½ kleine Zwiebel, gewürfelt
- 2 Esslöffel Olivenöl
- Pfeffer
- Salz

Wegbeschreibung:
Erhitzen Sie Öl in einer Pfanne bei mittlerer Hitze.

Champignons und Zwiebel hinzufügen und 5 Minuten anbraten.

Knoblauch hinzufügen und eine Minute lang anbraten.

Blumenkohlreis, Tomate, Zucchini und Brühe hinzufügen und gut umrühren. Zugedeckt 5 Minuten kochen oder bis alle Flüssigkeit verdampft ist.

Getrocknete Tomaten und Spinat hinzufügen und 3-4 Minuten kochen.

Mit Pfeffer und Salz würzen.

Ernährung: Kalorien: 107; Fett: 7,5 g; Gesättigtes Fett: 1,1 g; Protein: 3,8 g; Kohlenhydrate: 9,1 g; Ballaststoffe: 3,5 g; Zucker: 4,4 g

Gegrillte Aubergine

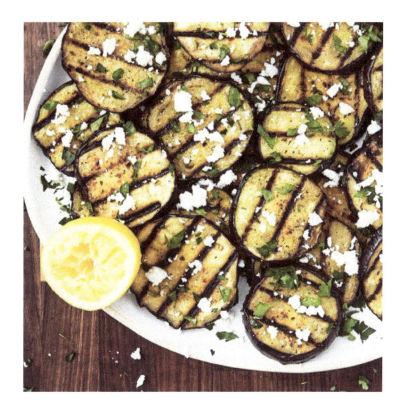

Portionen: 4

Zubereitungszeit: 10 Minuten

Kochzeit: 10 Minuten

Zutaten:

- 2 große Auberginen, in 6 mm dicke Scheiben geschnitten
- ½ Zitronensaft
- 2 Esslöffel frische Petersilie, gehackt

- ¼ Tasse Feta-Käse, zerbröckelt
- ¼ Teelöffel Chiliflocken
- 1 Teelöffel getrockneter Oregano
- ½ Tasse Olivenöl
- Pfeffer
- Salz

Wegbeschreibung:

Erhitzen Sie die Grillpfanne bei mittlerer bis hoher Hitze.

Mischen Sie in einer kleinen Schüssel Öl, Chiliflocken und Oregano.

Auberginen mit Ölmischung bestreichen und mit Pfeffer und Salz würzen.

Auberginenscheiben in eine Grillpfanne legen und 3 Minuten pro Seite garen.

Gegrillte Auberginenscheiben auf eine Servierplatte legen. Mit Zitronensaft beträufeln.

Mit Feta-Käse und Petersilie belegen.

Ernährung: Kalorien: 313; Fett: 27,8 g; Gesättigtes Fett: 5,1 g; Eiweiß: 4,2 g; Kohlenhydrate: 17 g; Ballaststoffe: 9,9 g; Zucker: 8,8 g

Würzig gebratenes Gemüse

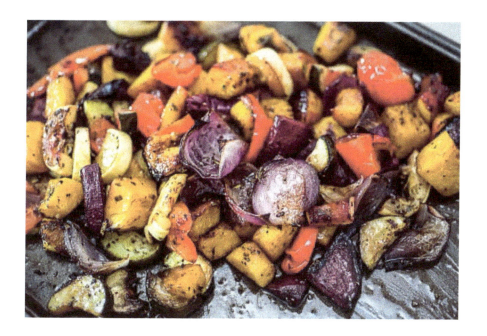

Portionen: 6

Zubereitungszeit: 10 Minuten

Kochzeit: 30 Minuten

Zutaten:

- 1 Aubergine, in Scheiben geschnitten
- 5 frische Basilikumblätter, in Scheiben geschnitten
- 2 Teelöffel italienisches Gewürz
- 2 Esslöffel Olivenöl
- 1 Zwiebel, in Scheiben geschnitten

- 1 Paprika, in Streifen geschnitten
- 2 Zucchini, in Scheiben geschnitten
- 2 Tomaten, geviertelt
- Pfeffer
- Salz

Wegbeschreibung:

Heizen Sie den Backofen auf 200 °C vor.

Backblech mit Pergamentpapier auslegen.

Geben Sie alle Zutaten außer den Basilikumblättern in den mix topf und schwenken Sie sie gut durch.

Gemüsemischung auf ein vorbereitetes Backblech geben und im vorgeheizten Ofen 30 Minuten rösten.

Mit Basilikumblättern garnieren und servieren.

Ernährung: Kalorien: 95; Fett: 5,5 g; Gesättigtes Fett: 0,8 g; Eiweiß: 2,3 g; Kohlenhydrate: 11,7 g; Ballaststoffe: 4,6 g; Zucker: 6,4 g

Gesunder Karottensalat

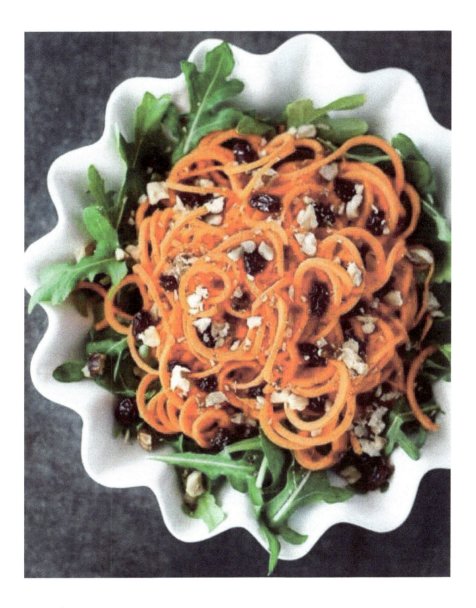

Portionen: 4

Zubereitungszeit: 10 Minuten

Kochzeit: 5 Minuten

Zutaten:

- 500 g Möhren, geschält und geraspelt
- 1 Teelöffel Knoblauch, gehackt
- 1 Esslöffel Zitronenschale
- ¼ Tasse frischer Zitronensaft
- 2 Esslöffel Olivenöl
- ¼ Teelöffel Zimt
- 1 Teelöffel Kreuzkümmel
- 1 Teelöffel Paprika süß
- ¼ Tasse frischer Koriander, gehackt
- ¼ Tasse frische Petersilie, gehackt
- ½ Tasse frische Minze, gehackt
- Pfeffer
- Salz

Wegbeschreibung:

Geben Sie alle Zutaten in den mix topf und mischen Sie sie, bis sie gut miteinander verbunden sind.

Ernährung: Kalorien: 123; Fett: 7,4 g; Gesättigtes Fett: 1,2 g; Protein: 1,8 g; Kohlenhydrate: 13,9 g; Ballaststoffe: 4,2 g; Zucker: 6,1 g

Rote Bete & Karottensalat

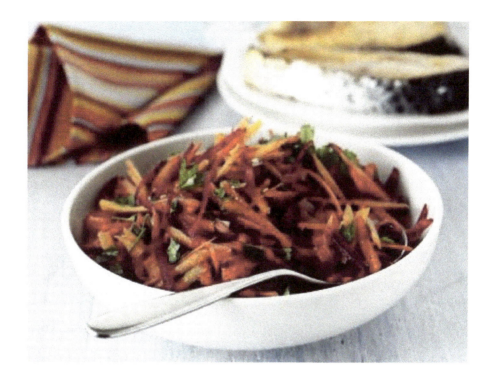

Portionen: 4

Zubereitungszeit: 10 Minuten

Kochzeit: 5 Minuten

Zutaten:

- 350 g Rote Bete, geschält, geputzt und gerieben
- 350 g Möhren, geschält, geputzt und geraspelt
- ¼ Tasse frische Petersilie, gehackt

- 1 Esslöffel Rotweinessig
- 2 Esslöffel Olivenöl
- 2 Teelöffel Kreuzkümmelsamen
- 2 Schalotten, gehackt

Wegbeschreibung:

Erhitzen Sie Öl in einer Pfanne bei mittlerer Hitze.

Sobald das Öl heiß ist, fügen Sie Kreuzkümmelsamen hinzu und braten Sie sie 30 Sekunden lang.

Nehmen Sie die Pfanne vom Herd. Die restlichen Zutaten in die Pfanne geben und gut mischen.

Ernährung: Kalorien: 138; Fett: 7,4 g; Gesättigtes Fett: 1 g; Eiweiß: 2,4 g; Kohlenhydrate: 17,6 g; Ballaststoffe: 4 g; Zucker: 11 g

Oliven-Karotten-Salat

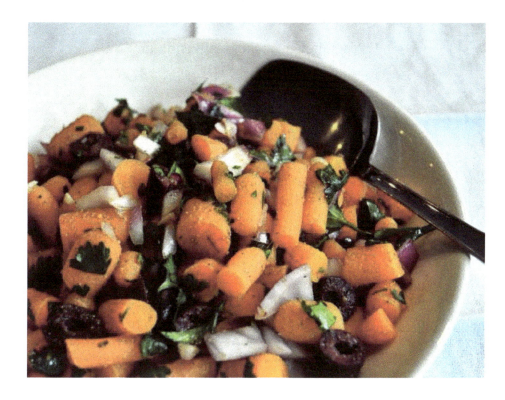

Portionen: 4

Zubereitungszeit: 10 Minuten

Kochzeit: 5 Minuten

Zutaten:

- 500 g Möhren, geschält, in 3 mm dicke Scheiben geschnitten
- ½ Tasse Feta-Käse, zerbröckelt

- ½ Tasse frische italienische Petersilie, gehackt
- ½ Tasse Oliven, entkernt
- ¼ Teelöffel getrockneter Oregano
- ½ Teelöffel getrocknetes Basilikum
- ¼ Tasse Olivenöl
- ¼ Tasse frischer Zitronensaft
- 1 Teelöffel Knoblauch, gehackt

Wegbeschreibung:

Geben Sie alle Zutaten in den mix topf und schwenken Sie sie gut durch.

Ernährung: Kalorien: 231; Fett: 18,6 g; Gesättigtes Fett: 5 g; Protein: 4,1 g; Kohlenhydrate: 14,1 g; Ballaststoffe: 3,7 g; Zucker: 6,7 g

Persischer Gurkensalat

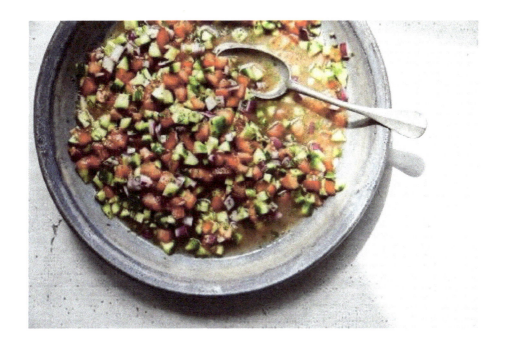

Portionen: 4

Zubereitungszeit: 10 Minuten

Kochzeit: 5 Minuten

Zutaten:

- 4 persische Gurken, gewürfelt
- 1 Teelöffel Olivenöl
- 1 Zitrone Saft
- 1 ½ Esslöffel frische Minze, gehackt

- 1 Esslöffel Petersilie, gehackt
- ½ kleine Zwiebel, gehackt
- 2 Tomaten, gewürfelt
- ¼ Teelöffel Pfeffer
- ¼ Teelöffel Salz

Geben Sie alle Zutaten in die große Schüssel und schwenken Sie sie gut durch.

Ernährung: Kalorien: 47; Fett: 1,4 g; Gesättigtes Fett: 0,3 g; Protein: 0,8 g; Kohlenhydrate: 7,8 g; Ballaststoffe: 3,2 g; Zucker: 2,3 g

Gurken-Couscous-Salat

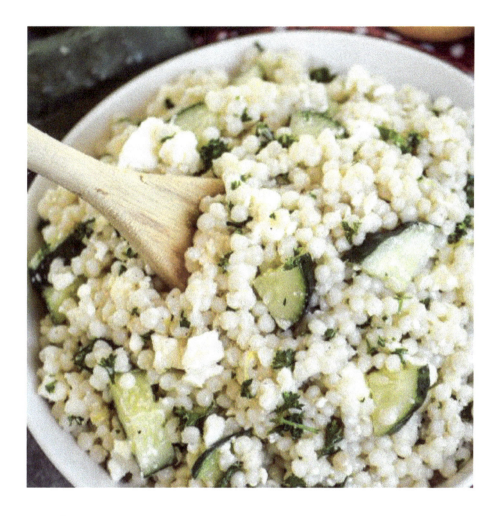

Portionen: 6

Zubereitungszeit: 10 Minuten

Kochzeit: 5 Minuten

Zutaten:

- 2 Tassen gekochter Couscous
- ½ Teelöffel Knoblauchpulver
- 1 Zitrone Saft
- 2 Esslöffel frische Petersilie, gehackt
- 1 Tasse Gurke, gewürfelt
- 1 Tasse Feta-Käse, zerbröckelt
- 1 Teelöffel koscheres Salz

Wegbeschreibung:

Geben Sie alle Zutaten in den Mixtopf und mischen Sie sie gut.

Ernährung: Kalorien: 289; Fett: 5,8 g; Gesättigtes Fett: 3,9 g; Protein: 11,2 g; Kohlenhydrate: 46,7 g; Ballaststoffe: 3,1 g; Zucker: 1,5 g

Quinoa-Edamame-Salat

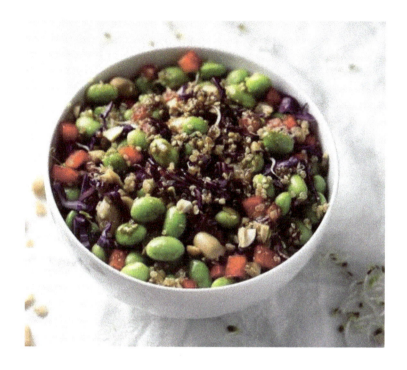

Portionen: 4

Zubereitungszeit: 10 Minuten

Kochzeit: 20 Minuten

Zutaten:

- 1 Tasse Edamame
- 1/2 Tasse Quinoa, abgespült und abgetropft
- 2 Esslöffel Olivenöl
- 1/2 Tasse Zwiebel, gehackt
- 1 Tasse frischer Spinat

- 2 Tomaten, gewürfelt
- 1 Tasse Wasser
- 2 Esslöffel frisches Basilikum, gehackt
- 1/4 Tasse Feta-Käse, zerbröckelt
- 2 Esslöffel frischer Zitronensaft
- 1 Teelöffel Zitronenschale
- 1/4 Teelöffel Pfeffer
- 1/4 Teelöffel Salz

Wegbeschreibung:

Quinoa und Wasser in einen Kochtopf geben und zum Kochen bringen.

Drehen Sie die Hitze auf niedrig. Abdecken und 15 Minuten köcheln lassen.

Edamame in den letzten 5 Minuten der Garzeit hinzufügen.

Mischen Sie Quinoa, Zwiebel, Spinat und Tomate in einer großen Schüssel.

In einer kleinen Schüssel Zitronensaft, Zitronenschale und Olivenöl verquirlen und über die Quinoa-Mischung gießen. Gut mischen.

Käse, Basilikum, Pfeffer und Salz hinzufügen und gut durchschwenken.

Ernährung: Kalorien: 278; Fett: 14,9 g; Gesättigtes Fett: 3,1 g; Protein: 13,7 g; Kohlenhydrate: 25,5 g; Ballaststoffe: 5,5 g; Zucker: 2,8 g

Kartoffel-Oliven-Salat

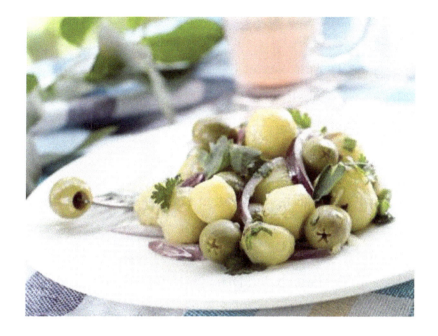

Portionen: 8

Zubereitungszeit: 10 Minuten

Kochzeit: 3 Minuten

Zutaten:

- 5 Tassen Kartoffel, gewürfelt
- 1/4 Tasse frische Petersilie, gehackt
- 1/4 Teelöffel rote Paprikaflocken
- 1 Esslöffel Olivenöl
- 1 Teelöffel Oregano
- 2 Esslöffel Kapern

- 1 Tasse Feta-Käse, zerbröckelt
- 1 Tasse Oliven, halbiert
- 1/3 Tasse fettarmer Joghurt
- 3 Tassen Wasser
- 1 Zwiebel, gehackt
- Pfeffer
- Salz

Geben Sie Kartoffeln, Zwiebel und Wasser in den Instant Pot. Verschließen Sie den Instant Pot mit einem Deckel und kochen Sie ihn 3 Minuten lang auf hohem Druck.

Lassen Sie danach den Druck mit der Schnellspannmethode ab und öffnen Sie den Deckel.

Übertragen Sie die Kartoffeln in die große Schüssel und stellen Sie sie zum Abkühlen beiseite.

Mischen Sie in einer kleinen Schüssel das Olivenöl und den Joghurt.

Sobald die Kartoffel abgekühlt ist, fügen Sie die restlichen Zutaten hinzu und mischen sie gut.

Joghurt-Olivenöl-Mischung über den Kartoffelsalat gießen und gut durchschwenken.

Ernährung: Kalorien: 135; Fett: 7,8 g; Gesättigtes Fett: 3,4 g; Protein: 4,6 g; Kohlenhydrate: 12,4 g; Ballaststoffe: 2,1 g; Zucker: 2,5 g

Gesunde Ratatouille

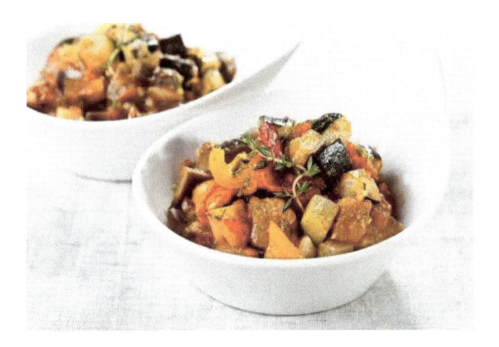

Portionen: 8

Zubereitungszeit: 10 Minuten

Kochzeit: 7 Minuten

Zutaten:

- 4 Zucchini, in Scheiben geschnitten
- 350 g Dose gebratene rote Paprika, abgetropft und in Scheiben geschnitten
- 800 g Dose Tomate, zerdrückt

- 1 Zwiebel, in Scheiben geschnitten
- 2 Auberginen, geschält und in Scheiben geschnitten
- 2 Knoblauchzehen, zerdrückt
- 1 Esslöffel Olivenöl
- 1 Teelöffel Salz

Wegbeschreibung:

Geben Sie Öl in den Instant Pot und stellen Sie den Topf auf den Sauté-Modus.

Gemüse hinzufügen und 3 Minuten anbraten. Mit Salz würzen.

Zerkleinerte Tomaten hinzufügen und gut umrühren.

Verschließen Sie den Instant Pot mit einem Deckel und kochen Sie ihn 4 Minuten lang auf hohem Druck.

Sobald dies geschehen ist, lassen Sie den Druck mit der Schnellablassmethode ab. Öffnen Sie den Deckel.

Ernährung: Kalorien: 110; Fett: 2,6 g; Gesättigtes Fett: 0,4 g; Eiweiß: 4 g; Kohlenhydrate: 21 g; Ballaststoffe: 8,4 g; Zucker: 11,6 g

Gebratener Brokkoli und Tomaten

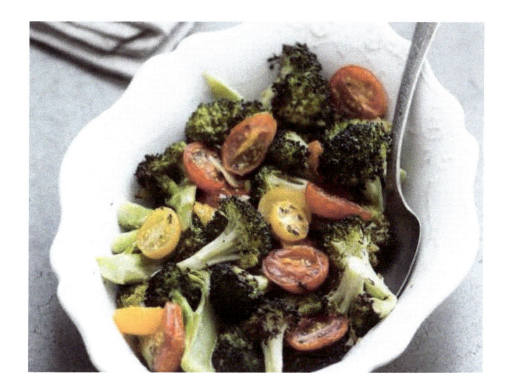

Portionen: 4

Zubereitungszeit: 10 Minuten

Kochzeit: 10 Minuten

Zutaten:

- 4 Tassen Brokkoli-Röschen
- 1 Teelöffel getrockneter Oregano
- 10 Oliven, entkernt und in Scheiben geschnitten

- 1 Esslöffel frischer Zitronensaft
- ½ Teelöffel Zitronenschale, gerieben
- 2 Knoblauchzehen, gehackt
- 1 Esslöffel Olivenöl
- 1 Tasse Kirschtomaten
- ¼ Teelöffel Salz

Wegbeschreibung:

Heizen Sie den Backofen auf 230 °C vor.

Brokkoli, Knoblauch, Öl, Tomaten und Salz in eine große Schüssel geben und gut durchschwenken.

Brokkoli Mischung auf dem Backblech verteilen und im vorgeheizten Ofen 10 Minuten backen.

In der Zwischenzeit Oregano, Oliven, Zitronensaft und Zitronenschale in einer Rührschüssel vermengen. Geben Sie das gebratene Gemüse in die Schüssel und schwenken Sie es gut.

Ernährung: Kalorien: 86; Fett: 5,1 g; Gesättigtes Fett: 0,7 g; Protein: 3,2 g; Kohlenhydrate: 9,4 g; Ballaststoffe: 3,5 g; Zucker: 2,9 g

Artischocken-Spinat-Hummus

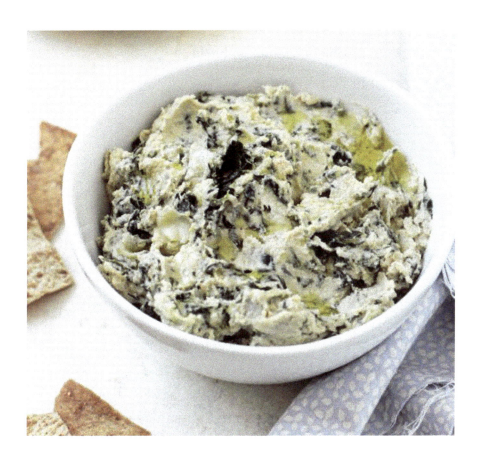

Portionen: 4

Zubereitungszeit: 10 Minuten

Kochzeit: 5 Minuten

Zutaten:

- 400 g Dose Kichererbsen, abgetropft und abgespült

- 1/3 Tasse Dose Artischockenherzen, zerkleinert
- 250 g tiefgekühlter Spinat, aufgetaut und gehackt
- ½ Teelöffel gemahlener Kreuzkümmel
- 2 Knoblauchzehen, gehackt
- 2 Esslöffel Wasser
- 1 Zitrone Saft
- ¼ Tasse Tahini
- 3 Esslöffel Olivenöl
- ½ Teelöffel Salz

Kichererbsen, Kreuzkümmel, Wasser, Zitronensaft, Tahini, Knoblauch, Öl und Salz in die Küchenmaschine geben und zu einer glatten Masse verarbeiten.

Übertragen Sie die Kichererbsen Mischung in eine mittelgroße Schüssel.

Artischockenherzen und Spinat hinzufügen und gut umrühren.

Mit Gemüse servieren.

Ernährung: Kalorien: 323; Fett: 20,1 g; Gesättigtes Fett: 2,9 g; Eiweiß: 9,7 g; Kohlenhydrate: 29,9 g; Ballaststoffe: 7,5 g; Zucker: 0,7 g

Fisch-Rezepte

Fisch und Gerste

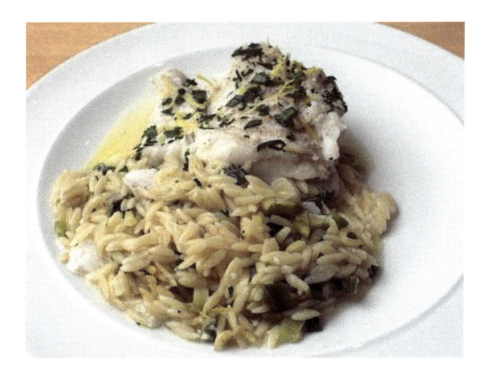

Zubereitungszeit: 10 Minuten

Kochzeit: 35 Minuten

Portionen: 4

Zutaten:

- 1 Teelöffel Knoblauch, gehackt
- 1 Teelöffel roter Pfeffer, zerstoßen

- 2 Schalotten, gehackt
- 1 Esslöffel Olivenöl
- 1 Teelöffel Anchovis-Paste
- 1 Esslöffel Oregano, gehackt
- 2 Esslöffel schwarze Oliven, entkernt und zerkleinert
- 2 Esslöffel Kapern, abgetropft
- 400 g Dosentomaten, zerkleinert
- Eine Prise Salz und schwarzer Pfeffer
- 4 Kabeljaufilets, ohne Gräten
- 30 g Fetakäse, zerkrümelt
- 1 Esslöffel Petersilie, gehackt
- 3 Tassen Hühnerbrühe
- 1 Tasse Gerste -Nudeln
- Schale von 1 Zitrone, gerieben

Wegbeschreibung:

Erhitzen Sie eine Pfanne mit dem Öl bei mittlerer Hitze, fügen Sie den Knoblauch, den roten Pfeffer und die Schalotten hinzu und braten Sie sie 5 Minuten lang an.

Sardellenpaste, Oregano, schwarze Oliven, Kapern, Tomaten, Salz und Pfeffer hinzufügen, umrühren und weitere 5 Minuten kochen.

Die Kabeljaufilets dazugeben, den Käse und die Petersilie darüber streuen, in den Ofen schieben und bei 180 °C weitere 15 Minuten backen.

In der Zwischenzeit die Brühe in einen Topf geben, bei mittlerer Hitze zum Kochen bringen, den Gerste und die Zitronenschale dazugeben, zum Köcheln bringen, 10 Minuten kochen, mit einer Gabel auflockern und auf Teller verteilen.

Jede Portion mit der Fischmischung belegen und servieren.

Ernährung: Kalorien 402, Fett 21 g, Ballaststoffe 8 g, Kohlenhydrate 21 g, Eiweiß 31 g

Gebackener Wolfsbarsch

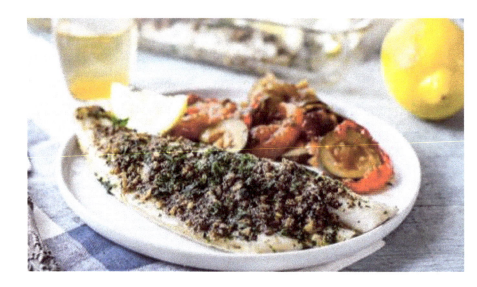

Zubereitungszeit: 10 Minuten

Kochzeit: 12 Minuten

Portionen: 4

Zutaten:

- 4 Wolfsbarschfilets, ohne Gräten
- Salz und schwarzer Pfeffer nach Geschmack
- 2 Tassen Kartoffelchips, zerkleinert
- 1 Esslöffel Mayonnaise

Wegbeschreibung:

Die Fischfilets mit Salz und Pfeffer würzen, mit der Mayonnaise bestreichen und jeweils in den Kartoffelchips wälzen.

Die Filets auf ein mit Pergamentpapier ausgelegtes Backblech legen und bei 180 °C 12 Minuten backen.

Verteilen Sie den Fisch auf Tellern und servieren Sie ihn mit einem Beilagen Salat.

Nährwerte: Kalorien 228, Fett 8,6 g, Ballaststoffe 0,6 g, Kohlenhydrate 9,3 g, Eiweiß 25 g

Fisch und Tomatensoße

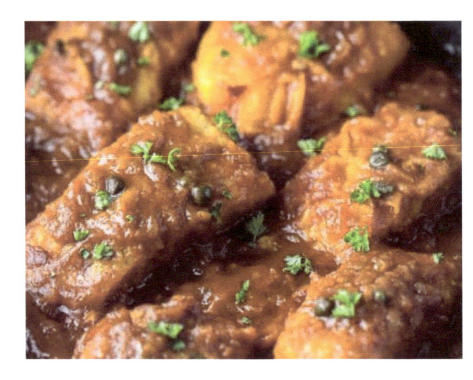

Zubereitungszeit: 10 Minuten

Kochzeit: 30 Minuten

Portionen: 4

Zutaten:

- 4 Kabeljaufilets, ohne Gräten
- 2 Knoblauchzehen, gehackt
- 2 Tassen Kirschtomaten, halbiert

- 1 Tasse Hühnerbrühe
- Eine Prise Salz und schwarzer Pfeffer
- ¼ Tasse Basilikum, gehackt

Wegbeschreibung:

Tomaten, Knoblauch, Salz und Pfeffer in eine Pfanne geben, bei mittlerer Hitze erhitzen und 5 Minuten kochen.

Den Fisch und die restlichen Zutaten hinzufügen, zum Köcheln bringen, die Pfanne abdecken und 25 Minuten lang kochen.

Verteilen Sie die Mischung auf Teller und servieren Sie sie.

Nährwerte: Kalorien 180, Fett 1,9 g, Ballaststoffe 1,4 g, Kohlenhydrate 5,3 g, Eiweiß 33,8 g

Heilbutt und Quinoa Mix

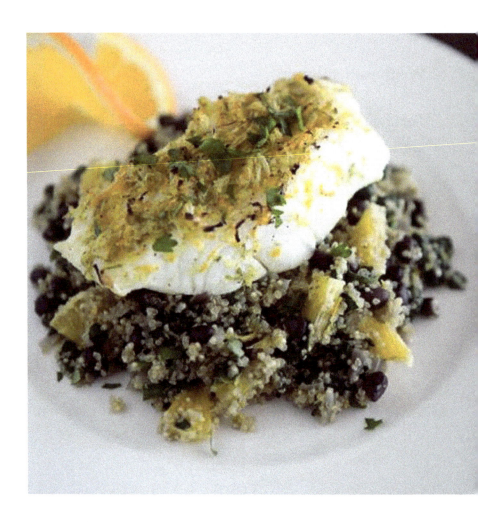

Zubereitungszeit: 10 Minuten

Kochzeit: 12 Minuten

Portionen: 4

Zutaten:

- 4 Heilbutt Filets, ohne Gräten
- 2 Esslöffel Olivenöl
- 1 Teelöffel Rosmarin, getrocknet
- 2 Teelöffel Kreuzkümmel, gemahlen
- 1 Esslöffel Koriander, gemahlen
- 2 Teelöffel Zimtpulver
- 2 Teelöffel Oregano, getrocknet
- Eine Prise Salz und schwarzer Pfeffer
- 2 Tassen Quinoa, gekocht
- 1 Tasse Kirschtomaten, halbiert
- 1 Avocado, geschält, entkernt und in Scheiben geschnitten
- 1 Salatgurke, gewürfelt
- ½ Tasse schwarze Oliven, entkernt und in Scheiben geschnitten
- Saft von 1 Zitrone

Wegbeschreibung:

Kombinieren Sie den Fisch in einer Schüssel mit Rosmarin, Kreuzkümmel, Koriander, Zimt, Oregano, Salz und Pfeffer und schwenken Sie ihn.

Erhitzen Sie eine Pfanne mit dem Öl bei mittlerer Hitze, geben Sie den Fisch hinein und braten Sie ihn 2 Minuten auf jeder Seite an.

Schieben Sie die Pfanne in den Ofen und backen Sie den Fisch bei 200 °C für 7 Minuten.

Mischen Sie in der Zwischenzeit in einer Schüssel die Quinoa mit den restlichen Zutaten, schwenken Sie sie und verteilen Sie sie auf Teller.

Geben Sie den Fisch neben die Quinoa-Mischung und servieren Sie ihn sofort.

Nährwerte: Kalorien 364, Fett 15,4 g, Ballaststoffe 11,2 g, Kohlenhydrate 56,4 g, Eiweiß 24,5 g

Barramundi mit Zitrone und Datteln

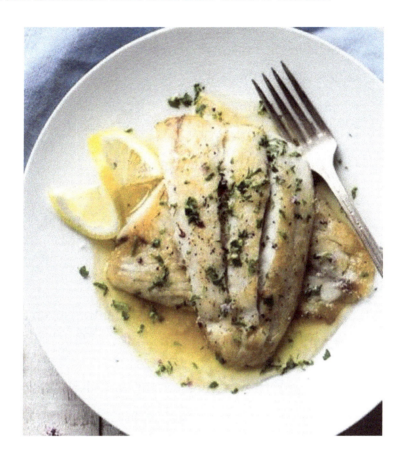

Zubereitungszeit: 10 Minuten

Kochzeit: 12 Minuten

Portionen: 2

Zutaten:

- 2 Barramundi-Filets, ohne Gräten
- 1 Schalotte, in Scheiben geschnitten

- 4 Zitronenscheiben
- Saft von ½ Zitrone
- Schale von 1 Zitrone, gerieben
- 2 Esslöffel Olivenöl
- 180 g Babyspinat
- ¼ Tasse Mandeln, gehackt
- 4 Datteln, entsteint und gewürfelt
- ¼ Tasse Petersilie, gehackt
- Salz und schwarzer Pfeffer nach Geschmack

Wegbeschreibung:

Würzen Sie den Fisch mit Salz und Pfeffer und legen Sie ihn auf 2 Stück Pergamentpapier.

Legen Sie die Zitronenscheiben auf den Fisch, beträufeln Sie ihn mit dem Zitronensaft und geben Sie dann die übrigen Zutaten außer dem Öl darüber.

Beträufeln Sie jede Fischmischung mit 1 Esslöffel Öl, wickeln Sie das Pergamentpapier um die zu Paketen geformten Fische und legen Sie sie auf ein Backblech.

Bei 200 °C 12 Minuten backen, etwas abkühlen lassen, aufklappen, alles auf Teller verteilen und servieren.

Nährwerte: Kalorien 232, Fett 16,5 g, Ballaststoffe 11,1 g, Kohlenhydrate 24,8 g, Eiweiß 6,5 g

Fischfrikadellen

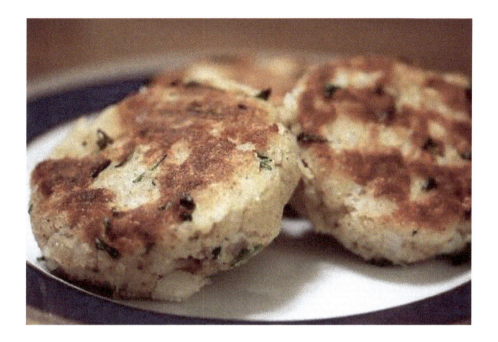

Zubereitungszeit: 10 Minuten

Kochzeit: 10 Minuten

Portionen: 6

Zutaten:

- 600 g Sardinen in Dosen, abgetropft und gut püriert
- 2 Knoblauchzehen, gehackt
- 2 Esslöffel Dill, gehackt
- 1 gelbe Zwiebel, gehackt

- 1 Tasse Panko-Paniermehl
- 1 Ei, verquirlt
- Eine Prise Salz und schwarzer Pfeffer
- 2 Esslöffel Zitronensaft
- 5 Esslöffel Olivenöl

Wegbeschreibung:

In einer Schüssel die Sardinen mit dem Knoblauch, dem Dill und den restlichen Zutaten außer dem Öl vermengen, gut umrühren und aus dieser Mischung mittelgroße Küchlein formen.

Eine Pfanne mit dem Öl bei mittlerer Hitze erhitzen, die Fischfrikadellen hineingeben, auf jeder Seite 5 Minuten braten.

Servieren Sie die Törtchen mit einem Beilagen Salat.

Nährwerte: Kalorien 288, Fett 12,8 g, Ballaststoffe 10,2 g, Kohlenhydrate 22,2 g, Eiweiß 6,8 g

Wels Filets und Reis

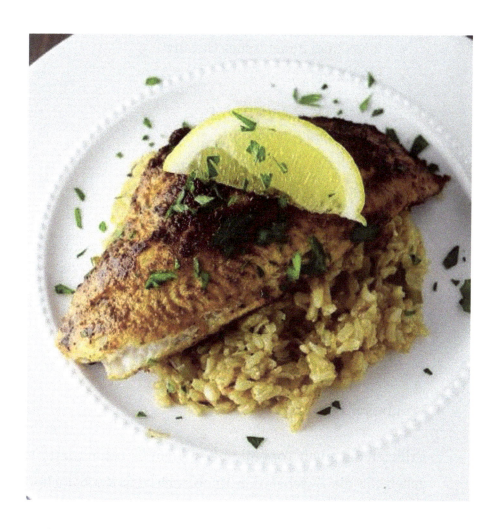

Zubereitungszeit: 10 Minuten

Garzeit: 55 Minuten

Portionen: 2

Zutaten:

- 2 Wels Filets, ohne Gräten
- 2 Esslöffel italienisches Gewürz
- 2 Esslöffel Olivenöl
- Für den Reis:
- 1 Tasse brauner Reis
- 2 Esslöffel Olivenöl
- 1 und ½ Tassen Wasser
- ½ Tasse grüne Paprika, gehackt
- 2 Knoblauchzehen, gehackt
- ½ Tasse weiße Zwiebel, gehackt
- 2 Teelöffel Cajún-Gewürz
- ½ Teelöffel Knoblauchpulver
- Salz und schwarzer Pfeffer nach Geschmack

Wegbeschreibung:

Erhitzen Sie einen Topf mit 2 Esslöffeln Öl bei mittlerer Hitze, geben Sie die Zwiebel, den Knoblauch, das Knoblauchpulver, Salz und Pfeffer hinzu und braten Sie sie 5 Minuten lang an.

Den Reis, das Wasser, die Paprika und die Gewürze hinzufügen, zum Kochen bringen und bei mittlerer Hitze 40 Minuten kochen.

Erhitzen Sie eine Pfanne mit 2 Esslöffeln Öl bei mittlerer Hitze, geben Sie den Fisch und die italienischen Gewürze hinein und braten Sie ihn 5 Minuten auf jeder Seite.

Den Reis auf die Teller verteilen, den Fisch darauf geben und servieren.

Ernährung: Kalorien 261, Fett 17,6. g, Ballaststoffe 12,2. g, Kohlenhydrate 24,8 g, Protein 12,5 g

Heilbutt Pfanne

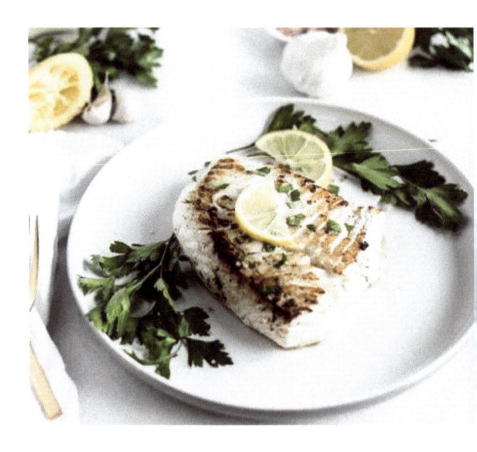

Zubereitungszeit: 10 Minuten

Kochzeit: 20 Minuten

Portionen: 4

Zutaten:

- 4 Heilbutt Filets, ohne Gräten

- 1 rote Paprika, gewürfelt
- 2 Esslöffel Olivenöl
- 1 gelbe Zwiebel, gehackt
- 4 Knoblauchzehen, gehackt
- ½ Tasse Hühnerbrühe
- 1 Teelöffel Basilikum, getrocknet
- ½ Tasse Kirschtomaten, halbiert
- 1/3 Tasse Kalamata-Oliven, entkernt und halbiert
- Salz und schwarzer Pfeffer nach Geschmack

Wegbeschreibung:

Eine Pfanne mit dem Öl bei mittlerer Hitze erhitzen, den Fisch hineingeben, 5 Minuten auf jeder Seite braten und auf Teller verteilen.

Zwiebel, Paprika, Knoblauch und Tomaten in die Pfanne geben, umrühren und 3 Minuten anbraten.

Salz, Pfeffer und die restlichen Zutaten hinzufügen, schwenken, weitere 3 Minuten kochen, neben dem Fisch verteilen und servieren.

Nährwerte: Kalorien 253, Fett 8 g, Ballaststoffe 1 g, Kohlenhydrate 5 g, Eiweiß 28 g

Gebackene Shrimps Mix

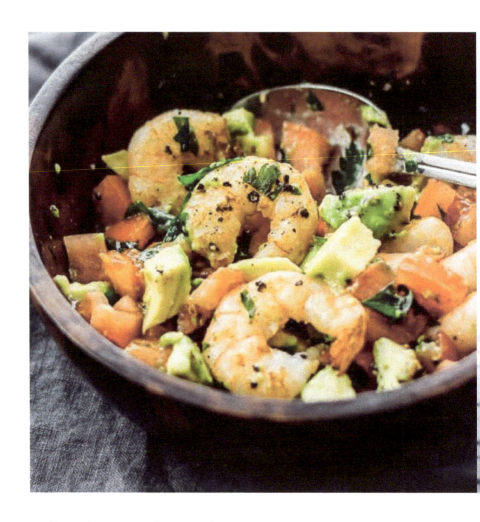

Zubereitungszeit: 10 Minuten

Kochzeit: 32 Minuten

Portionen: 4

Zutaten:

- 4 Goldkartoffeln, geschält und in Scheiben geschnitten
- 2 Fenchelknollen, geputzt und in Keile geschnitten
- 2 Schalotten, gehackt
- 2 Knoblauchzehen, gehackt
- 3 Esslöffel Olivenöl
- ½ Tasse Kalamata-Oliven, entkernt und halbiert
- 2 Pfund Garnelen, geschält und entdarmt
- 1 Teelöffel Zitronenschale, gerieben
- 2 Teelöffel Oregano, getrocknet
- 120 g Fetakäse, zerkrümelt
- 2 Esslöffel Petersilie, gehackt

Wegbeschreibung:

In einem Bräter die Kartoffeln mit 2 EL Öl, Knoblauch und den restlichen Zutaten außer den Garnelen vermengen, durchschwenken, in den Ofen schieben und bei 200 °C 25 Minuten backen.

Die Garnelen hinzufügen, durchschwenken, weitere 7 Minuten backen, auf Teller verteilen und servieren.

Nährwerte: Kalorien 341, Fett 19 g, Ballaststoffe 9 g, Kohlenhydrate 34 g,
Eiweiß 10 g

Shrimp und Zitronensauce

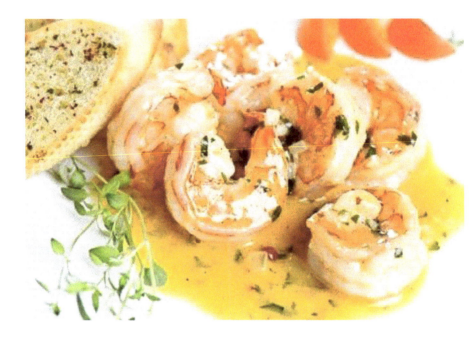

Zubereitungszeit: 10 Minuten

Kochzeit: 15 Minuten

Portionen: 4

Zutaten:

- 450 g Garnelen, geschält und entdarmt
- 1/3 Tasse Zitronensaft
- 4 Eigelb
- 2 Esslöffel Olivenöl
- 1 Tasse Hühnerbrühe

- Salz und schwarzer Pfeffer nach Geschmack
- 1 Tasse schwarze Oliven, entkernt und halbiert
- 1 Esslöffel Thymian, gehackt

Wegbeschreibung:

In einer Schüssel den Zitronensaft mit den Eigelben mischen und gut verquirlen.

Erhitzen Sie eine Pfanne mit dem Öl bei mittlerer Hitze, fügen Sie die Garnelen hinzu und braten Sie sie 2 Minuten auf jeder Seite an und geben Sie sie auf einen Teller.

Erhitzen Sie einen Topf mit der Brühe bei mittlerer Hitze, geben Sie etwas davon über die Eigelb-Zitronensaft-Mischung und verquirlen Sie diese gut.

Diese über die restliche Brühe geben, ebenfalls salzen und pfeffern, gut verquirlen und 2 Minuten köcheln lassen.

Fügen Sie die Garnelen und die restlichen Zutaten hinzu, schwenken Sie sie und servieren Sie sie sofort.

Nährwerte: Kalorien 237, Fett 15,3 g, Ballaststoffe 4,6 g, Kohlenhydrate 15,4 g, Eiweiß 7,6 g

Salat aus Garnelen und Bohnen

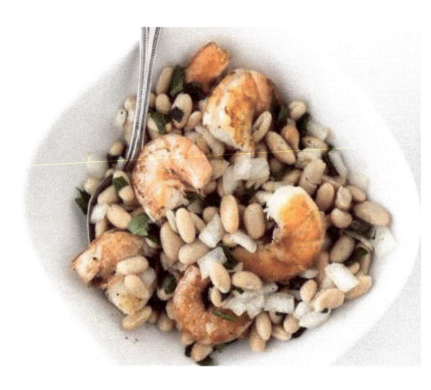

Zubereitungszeit: 10 Minuten

Kochzeit: 4 Minuten

Portionen: 4

Zutaten:

- 450 g Garnelen, geschält und entdarmt
- 800 g Cannellini-Bohnen, abgetropft und abgespült
- 2 Esslöffel Olivenöl

- 1 Tasse Kirschtomaten, halbiert
- 1 Teelöffel Zitronenschale, gerieben
- ½ Tasse rote Zwiebel, gehackt
- 4 Handvoll Baby-Rucola
- Eine Prise Salz und schwarzer Pfeffer

Für das Dressing:

- 3 Esslöffel Rotweinessig
- 2 Knoblauchzehen, gehackt
- ½ Tasse Olivenöl

Wegbeschreibung:

Erhitzen Sie eine Pfanne mit 2 Esslöffeln Öl bei mittlerer bis hohe Hitze, geben Sie die Garnelen hinein und braten Sie sie 2 Minuten auf jeder Seite.

Kombinieren Sie in einer Salatschüssel die Shrimps mit den Bohnen und den restlichen Zutaten außer denen für das Dressing und schwenken Sie sie.

Vermengen Sie in einer separaten Schüssel den Essig mit ½ Tasse Öl und dem Knoblauch und verquirlen Sie ihn gut.

Über den Salat gießen, schwenken und sofort servieren.

Nährwerte: Kalorien 207, Fett 12,3 g, Ballaststoffe 6,6 g, Kohlenhydrate 15,4 g, Eiweiß 8,7 g

Pecan-Lachsfilets

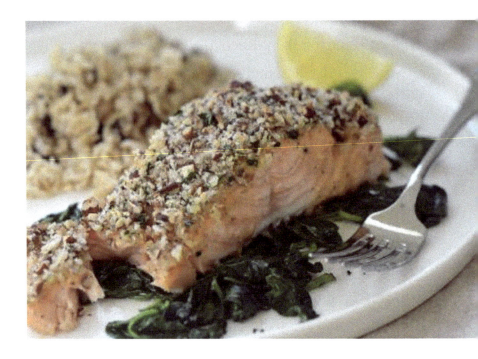

Zubereitungszeit: 10 Minuten

Kochzeit: 15 Minuten

Portionen: 6

Zutaten:

- 3 Esslöffel Olivenöl
- 3 Esslöffel Senf
- 5 Teelöffel Honig
- 1 Tasse Pekannüsse, gehackt

- 6 Lachsfilets, ohne Gräten
- 1 Esslöffel Zitronensaft
- 3 Teelöffel Petersilie, gehackt
- Salz und Pfeffer nach Geschmack

Wegbeschreibung:

Mischen Sie in einer Schüssel das Öl mit dem Senf und dem Honig und verquirlen Sie es gut.

Geben Sie die Pekannüsse und die Petersilie in eine andere Schüssel.

Die Lachsfilets mit Salz und Pfeffer würzen, auf einem mit Pergamentpapier ausgelegten Backblech anrichten, mit der Honig-Senf-Mischung bestreichen und mit der Pekannussmischung belegen.

Bei 200 °C in den Ofen schieben, 15 Minuten backen, auf Teller verteilen, mit Zitronensaft beträufeln und servieren.

Nährwerte: Kalorien 282, Fett 15,5 g, Ballaststoffe 8,5 g, Kohlenhydrate 20,9 g, Eiweiß 16,8 g.

Lachs und Brokkoli

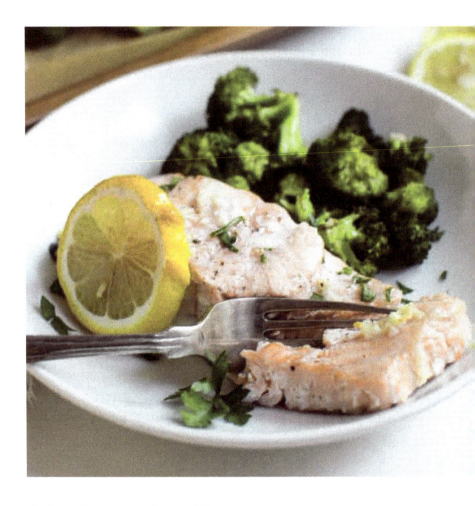

Zubereitungszeit: 10 Minuten

Kochzeit: 20 Minuten

Portionen: 4

Zutaten:

- 2 Esslöffel Balsamico-Essig
- 1 Brokkoli Kopf, Röschen getrennt
- 4 Stück Lachsfilets, ohne Haut
- 1 große rote Zwiebel, grob gewürfelt
- 1 Esslöffel Olivenöl
- Meersalz und schwarzer Pfeffer nach Geschmack

Wegbeschreibung:

In einer Auflaufform den Lachs mit den Brokkoli und den restlichen Zutaten kombinieren, in den Ofen schieben und bei 180 °C 20 Minuten backen.

Verteilen Sie die Mischung auf Teller und servieren Sie sie.

Nährwerte: Kalorien 302, Fett 15,5 g, Ballaststoffe 8,5 g, Kohlenhydrate 18,9 g, Eiweiß 19,8 g

Lachs und Pfirsich Pfanne

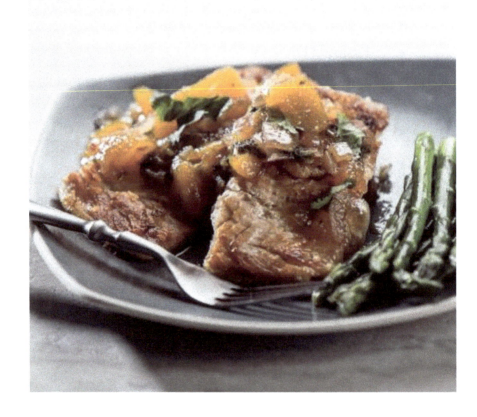

Zubereitungszeit: 10 Minuten

Kochzeit: 11 Minuten

Portionen: 4

Zutaten:

- 1 Esslöffel Balsamico-Essig
- 1 Teelöffel Thymian, gehackt
- 1 Esslöffel Ingwer, gerieben
- 2 Esslöffel Olivenöl
- Meersalz und schwarzer Pfeffer nach Geschmack
- 3 Pfirsiche, in mittlere Spalten geschnitten
- 4 Lachsfilets, ohne Gräten

Wegbeschreibung:

Erhitzen Sie eine Pfanne mit dem Öl bei mittlerer bis hohe Hitze, geben Sie den Lachs hinein und braten Sie ihn 3 Minuten auf jeder Seite.

Den Essig, die Pfirsiche und die restlichen Zutaten hinzufügen, weitere 5 Minuten kochen, alles auf Teller verteilen und servieren.

Nährwerte: Kalorien 293, Fett 17,1 g, Ballaststoffe 4,1 g, Kohlenhydrate 26,4 g, Eiweiß 24,5 g

Estragon-Kabeljau-Filets

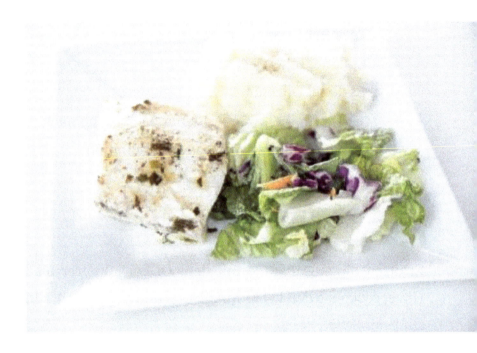

Zubereitungszeit: 10 Minuten

Kochzeit: 12 Minuten

Portionen: 4

Zutaten:

- 4 Kabeljaufilets, ohne Gräten
- ¼ Tasse Kapern, abgetropft
- 1 Esslöffel Estragon, gehackt
- Meersalz und schwarzer Pfeffer nach Geschmack

- 2 Esslöffel Olivenöl
- 2 Esslöffel Petersilie, gehackt
- 1 Esslöffel Olivenöl
- 1 Esslöffel Zitronensaft

Wegbeschreibung:

Erhitzen Sie eine Pfanne mit dem Öl bei mittlerer bis hohe Hitze, geben Sie den Fisch hinein und braten Sie ihn 3 Minuten auf jeder Seite.

Die restlichen Zutaten hinzufügen, alles weitere 7 Minuten kochen, auf Teller verteilen und servieren.

Nährwerte: Kalorien 162, Fett 9,6 g, Ballaststoffe 4,3 g, Kohlenhydrate 12,4 g, Eiweiß 16,5 g

Lachs-Rettich-Mischung

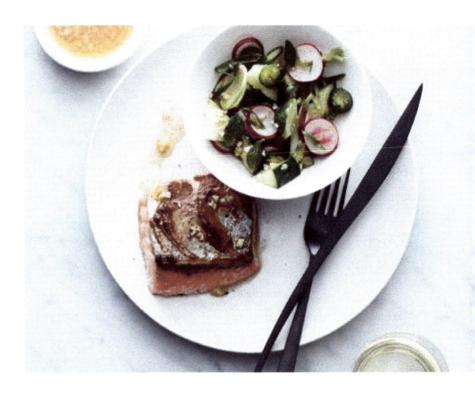

Zubereitungszeit: 10 Minuten

Kochzeit: 15 Minuten

Portionen: 4

Zutaten:

- 2 Esslöffel Olivenöl
- 1 Esslöffel Balsamico-Essig
- 1 und ½ Tasse Hühnerbrühe

- 4 Lachsfilets, ohne Gräten
- 2 Knoblauchzehen, gehackt
- 1 Esslöffel Ingwer, gerieben
- 1 Tasse Radieschen, gerieben
- ¼ Tasse Frühlingszwiebeln, gehackt

Wegbeschreibung:

Eine Pfanne mit dem Öl bei mittlerer Hitze erhitzen, den Lachs hineingeben, 4 Minuten auf jeder Seite braten und auf Teller verteilen

Den Essig und die restlichen Zutaten in die Pfanne geben, leicht schwenken, 10 Minuten kochen, über den Lachs geben und servieren.

Nährwerte: Kalorien 274, Fett 14,5 g, Ballaststoffe 3,5 g, Kohlenhydrate 8,5 g, Eiweiß 22,3 g

Salat aus geräuchertem Lachs und Brunnenkresse

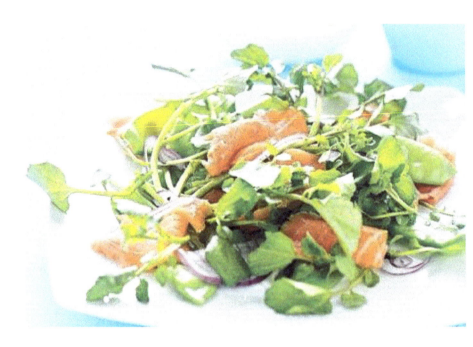

Zubereitungszeit: 5 Minuten

Kochzeit: 0 Minuten

Portionen: 4

Zutaten:

- 2 Bunde Brunnenkresse
- 400 g Räucherlachs, ohne Haut, ohne Knochen und in Flocken

- 2 Teelöffel Senf
- ¼ Tasse Zitronensaft
- ½ Tasse griechischer Joghurt
- Salz und schwarzer Pfeffer nach Geschmack
- 1 große Salatgurke, in Scheiben geschnitten
- 2 Esslöffel Schnittlauch, gehackt

Wegbeschreibung:

Kombinieren Sie den Lachs in einer Salatschüssel mit der Brunnenkresse und den restlichen Zutaten, schwenken Sie ihn und servieren Sie ihn sofort.

Nährwerte: Kalorien 244, Fett 16,7 g, Ballaststoffe 4,5 g, Kohlenhydrate 22,5 g, Eiweiß 15,6 g

Lachs und Mais Salat

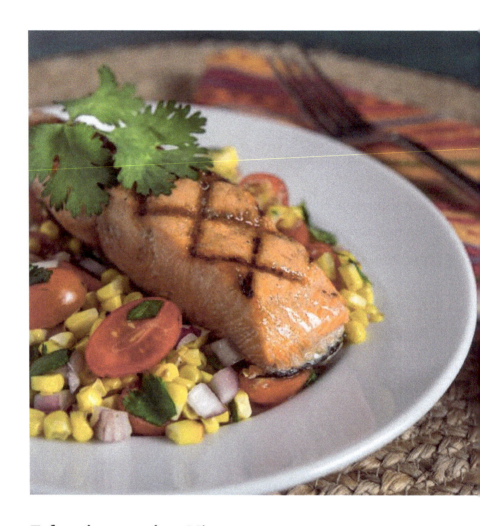

Zubereitungszeit: 5 Minuten

Kochzeit: 0 Minuten

Portionen: 4

Zutaten:

- ½ Tasse Pekannüsse, gehackt
- 2 Tassen Baby-Rucola
- 1 Tasse Mais
- 200 g Räucherlachs, ohne Haut, ohne Knochen und in kleine Stücke geschnitten
- 2 Esslöffel Olivenöl
- 2 Esslöffel Zitronensaft
- Meersalz und schwarzer Pfeffer nach Geschmack

Wegbeschreibung:

Kombinieren Sie den Lachs mit dem Mais und den restlichen Zutaten in einer Salatschüssel, schwenken Sie ihn und servieren Sie ihn sofort.

Nährwerte: Kalorien 284, Fett 18,4 g, Ballaststoffe 5,4 g, Kohlenhydrate 22,6 g, Eiweiß 17,4 g

Kabeljau und Champignons Mix

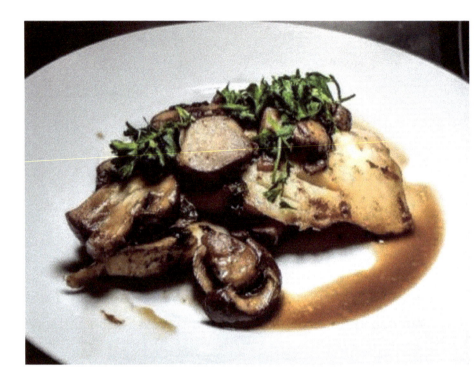

Zubereitungszeit: 10 Minuten

Kochzeit: 25 Minuten

Portionen: 4

Zutaten:

- 2 Kabeljaufilets, ohne Gräten
- 4 Esslöffel Olivenöl
- 120 g Champignons, in Scheiben geschnitten

- Meersalz und schwarzer Pfeffer nach Geschmack
- 12 Kirschtomaten, halbiert
- 250 g Kopfsalatblätter, zerrissen
- 1 Avocado, entkernt, geschält und gewürfelt
- 1 rote Chilischote, gehackt
- 1 Esslöffel Koriander, gehackt
- 2 Esslöffel Balsamico-Essig
- 30 g Fetakäse, zerkrümelt

Wegbeschreibung:

Den Fisch in eine Bratpfanne legen, mit 2 Esslöffeln Öl bepinseln, rundum mit Salz und Pfeffer bestreuen und bei mittlerer Hitze 15 Minuten braten. In der Zwischenzeit eine Pfanne mit dem restlichen Öl bei mittlerer Hitze erhitzen, die Pilze hinzufügen, umrühren und 5 Minuten anbraten.

Die restlichen Zutaten hinzufügen, schwenken, weitere 5 Minuten kochen und auf Teller verteilen.

Mit dem Fisch belegen und sofort servieren.

Nährwerte: Kalorien 257, Fett 10 g, Ballaststoffe 3,1 g, Kohlenhydrate 24,3 g, Eiweiß 19,4 g

Sesam-Garnelen-Mix

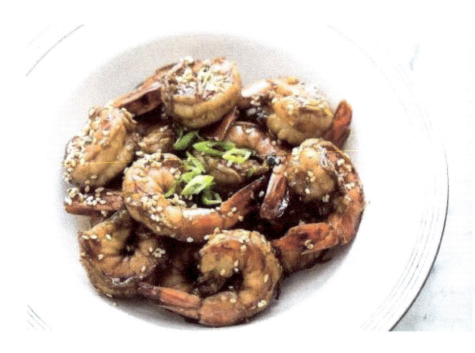

Zubereitungszeit: 10 Minuten

Kochzeit: 0 Minuten

Portionen: 4

Zutaten:

- 2 Esslöffel Limettensaft
- 3 Esslöffel Teriyaki-Sauce
- 2 Esslöffel Olivenöl
- 8 Tassen Babyspinat

- 400 g Garnelen, gekocht, geschält und entdarmt
- 1 Tasse Gurke, in Scheiben geschnitten
- 1 Tasse Rettich, in Scheiben geschnitten
- ¼ Tasse Koriander, gehackt
- 2 Teelöffel Sesamsamen, geröstet

Wegbeschreibung:

In einer Schüssel die Garnelen mit dem Limettensaft, dem Spinat und den restlichen Zutaten mischen, durchschwenken und kalt servieren.

Nährwerte: Kalorien 177, Fett 9 g, Ballaststoffe 7,1 g, Kohlenhydrate 14,3 g, Eiweiß 9,4 g

Cremiger Curry-Lachs

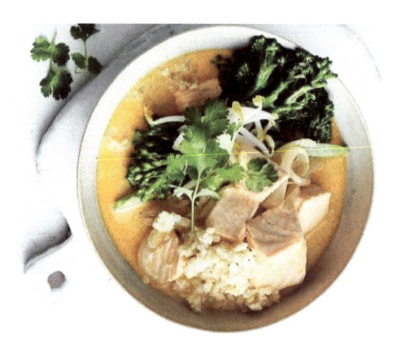

Zubereitungszeit: 10 Minuten

Kochzeit: 20 Minuten

Portionen: 2

Zutaten:

- 2 Lachsfilets, ohne Gräten und in Würfel geschnitten
- 1 Esslöffel Olivenöl
- 1 Esslöffel Basilikum, gehackt
- Meersalz und schwarzer Pfeffer nach Geschmack

- 1 Tasse griechischer Joghurt
- 2 Teelöffel Currypulver
- 1 Knoblauchzehe, gehackt
- ½ Teelöffel Minze, gehackt

Wegbeschreibung:

Erhitzen Sie eine Pfanne mit dem Öl bei mittlerer bis hohe Hitze, geben Sie den Lachs hinein und braten Sie ihn 3 Minuten lang.

Die restlichen Zutaten hinzufügen, schwenken, weitere 15 Minuten kochen, auf Teller verteilen und servieren.

Nährwerte: Kalorien 284, Fett 14,1 g, Ballaststoffe 8,5, g Kohlenhydrate 26,7 g, Eiweiß 31,4 g

Mahi und Granatapfel-Sauce

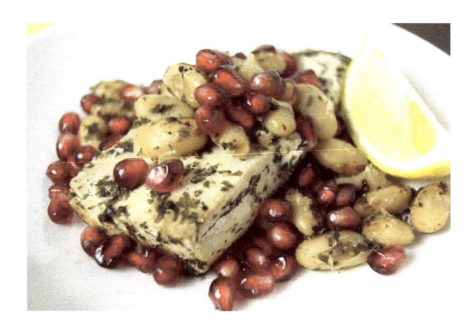

Zubereitungszeit: 10 Minuten

Kochzeit: 10 Minuten

Portionen: 4

Zutaten:

- 1 und ½ Tassen Hühnerbrühe
- 1 Esslöffel Olivenöl
- 4 Mahi-Filets, ohne Gräten
- 4 Esslöffel Tahinpaste
- Saft von 1 Limette

- Kerne von 1 Granatapfel
- 1 Esslöffel Petersilie, gehackt

Wegbeschreibung:

Erhitzen Sie eine Pfanne mit dem Öl bei mittlerer bis hoher Hitze, geben Sie den Fisch hinein und braten Sie ihn 3 Minuten auf jeder Seite.

Die restlichen Zutaten dazugeben, den Fisch erneut wenden, weitere 4 Minuten garen, alles auf Teller verteilen und servieren.

Nährwerte: Kalorien 224, Fett 11,1 g, Ballaststoffe 5,5 g, Kohlenhydrate 16,7 g, Eiweiß 11,4 g

Räucherlachs-Gemüse-Mix

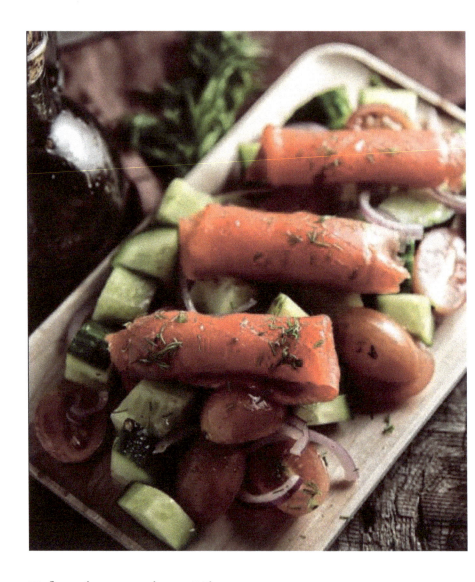

Zubereitungszeit: 10 Minuten

Kochzeit: 20 Minuten

Portionen: 4

Zutaten:

- 3 rote Zwiebeln, in Spalten geschnitten
- ¾ Tasse grüne Oliven, entkernt und halbiert
- 3 rote Paprika, grob gewürfelt
- ½ Teelöffel geräucherter Paprika
- Salz und schwarzer Pfeffer nach Geschmack
- 3 Esslöffel Olivenöl
- 4 Lachsfilets, ohne Haut und ohne Gräten
- 2 Esslöffel Schnittlauch, gehackt

Wegbeschreibung:

In einem Bräter den Lachs mit den Zwiebeln und den restlichen Zutaten vermengen, in den Ofen schieben und bei 180 °C 20 Minuten backen.

Verteilen Sie die Mischung auf Teller und servieren Sie sie.

Nährwerte: Kalorien 301, Fett 5,9 g, Ballaststoffe 11,9 g, Kohlenhydrate 26,4 g, Eiweiß 22,4 g

Lachs und Mango Mix

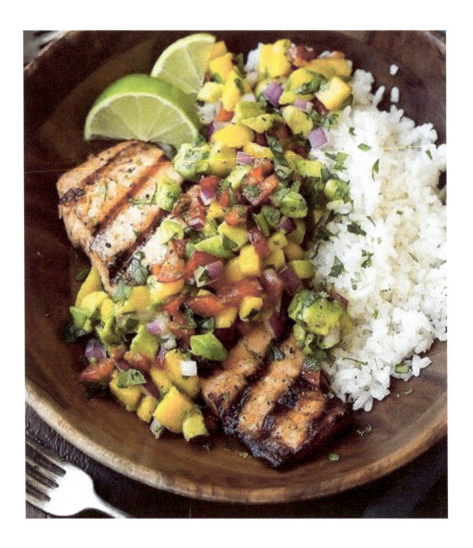

Zubereitungszeit: 10 Minuten

Kochzeit: 25 Minuten

Portionen: 2

Zutaten:

- 2 Lachsfilets, ohne Haut und ohne Gräten
- Salz und Pfeffer nach Geschmack
- 2 Esslöffel Olivenöl
- 2 Knoblauchzehen, gehackt
- 2 Mangos, geschält und gewürfelt
- 1 rote Chili, gehackt
- 1 kleines Stück Ingwer, gerieben
- Saft von 1 Limette
- 1 Esslöffel Koriander, gehackt

Wegbeschreibung:

In einem Bräter den Lachs mit dem Öl, dem Knoblauch und den restlichen Zutaten außer dem Koriander vermengen, durchschwenken, bei 180 °C in den Ofen schieben und 25 Minuten backen.

Alles auf Teller verteilen und mit dem Koriander bestreut servieren.

Nährwerte: Kalorien 251, Fett 15,9 g, Ballaststoffe 5,9 g, Kohlenhydrate 26,4 g, Eiweiß 12,4 g

Fleisch-Rezepte

Rindfleischpastete

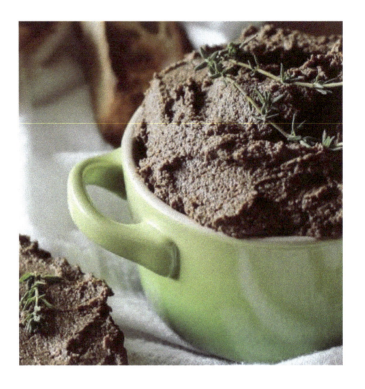

Zubereitungszeit: 25 Minuten

Kochzeit: 25 Minuten

Portionen: 4

Zutaten:

- 250 g Rinderleber
- ½ Zwiebel, geschält

- ½ Karotte, geschält
- ½ Teelöffel Pfefferkörner
- 1 Lorbeerblatt
- ½ Teelöffel Salz
- 1/3 Tasse Wasser
- 1 Teelöffel gemahlener schwarzer Pfeffer

Wegbeschreibung:

Schneiden Sie die Rinderleber in Stücke und geben Sie sie in den Kochtopf.

Zwiebel, Karotte, Pfefferkörner, Lorbeerblatt, Salz und gemahlenen schwarzen Pfeffer hinzufügen.

Geben Sie Wasser hinzu und schließen Sie den Deckel.

Kochen Sie die Rinderleber 25 Minuten lang oder bis alle Zutaten weich sind.

Geben Sie die gekochte Mischung in den Mixer und pürieren Sie sie, bis sie glatt ist.

Geben Sie dann die gekochte Pastete in die Servierschüssel und glätten Sie die Oberfläche der Pastete.

Stellen Sie die Pastete vor dem Servieren 20-30 Minuten in den Kühlschrank.

Nährwerte: Kalorien 109, Fett 2,7 g, Ballaststoffe 0,6 g, Kohlenhydrate 5,3 g, Eiweiß 15,3 g

Schweinefleischpastete

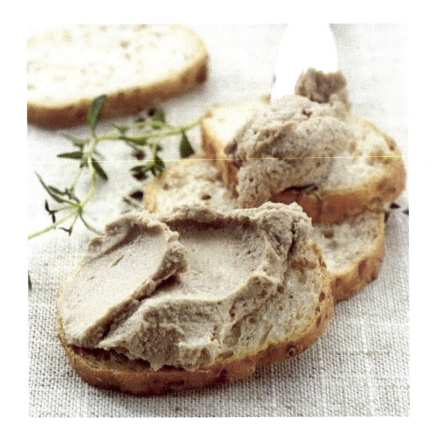

Zubereitungszeit: 15 Minuten

Kochzeit: 0 Minuten

Portionen: 4

Zutaten:

- 1 Knoblauchzehe, geschält

- ½ weiße Zwiebel, geschält
- 1 Esslöffel frische Petersilie
- 250 g Schweinelende, gebraten, zerkleinert
- ½ Zitrone
- 1 Esslöffel Butter, erweicht
- 1 Teelöffel Olivenöl
- ¼ Teelöffel Chilipulver

Wegbeschreibung:

Geben Sie die Knoblauchzehe, die Zwiebel, die Petersilie, das Olivenöl und das Chilipulver in den Mixer.

Drücken Sie den Saft einer Zitrone aus und geben Sie ihn in den Mixer.

Pürieren Sie das Gemüse 1 Minute lang.

Dann fügen Sie geschredderte Schweinelende hinzu.

Blenden Sie die Mischung 3 Minuten lang bei maximaler Geschwindigkeit oder bis die Masse glatt und weich ist.

Fügen Sie dann Butter hinzu und pulsieren Sie weitere 30 Sekunden.

Geben Sie die gekochte Pastete in die Schüssel.

Nährwerte: Kalorien 199, Fett 13 g, Ballaststoffe 0,6 g, Kohlenhydrate 2,4 g,
Eiweiß 17,8 g

Gemischter Fleischauflauf

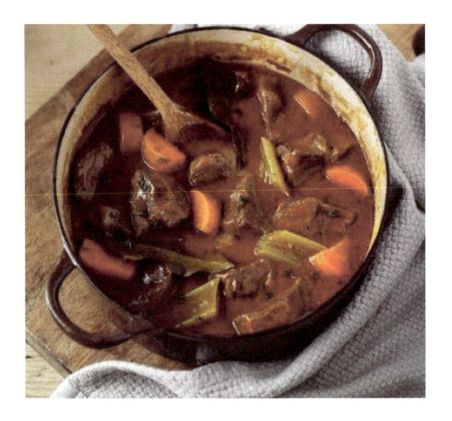

Zubereitungszeit: 10 Minuten

Kochzeit: 40 Minuten

Portionen: 4

Zutaten:

- 180 g Schweineschnitzel, gewürfelt
- 90 g Kalbsragoutfleisch, gehackt
- 1 Kartoffel, geschält

- ¼ Tasse Blumenkohl, zerkleinert
- ¼ Tasse Karotte, gerieben
- 1 Teelöffel Tomatenmark
- 60 g Provolone-Käse, gerieben
- ¼ Tasse Sahne
- 1 Teelöffel Butter
- 1 Teelöffel Salz
- ½ Teelöffel Chiliflocken

Wegbeschreibung:

Butter in der Kasserolle schmelzen und alles Fleisch dazugeben.
Bestreuen Sie es mit Salz, Chiliflocken und Karotte.
Gut durchmischen und 10 Minuten kochen.
Dann das Tomatenmark hinzufügen und gut verrühren.
Geschredderte Blumenkohl und grob gehackte Kartoffel hinzufügen.
Dann Sahne hinzufügen und mit Käse bestreuen.
Decken Sie den Topf mit Folie ab und schieben Sie ihn in den auf 180 °C vorgeheizten Backofen.
Backen Sie den Auflauf für 30 Minuten.

Nährwerte: Kalorien 211, Fett 9 g, Ballaststoffe 1,3 g, Kohlenhydrate 9,5 g,
Eiweiß 22,4 g

Geschichtete Rinderhackfleischpastete

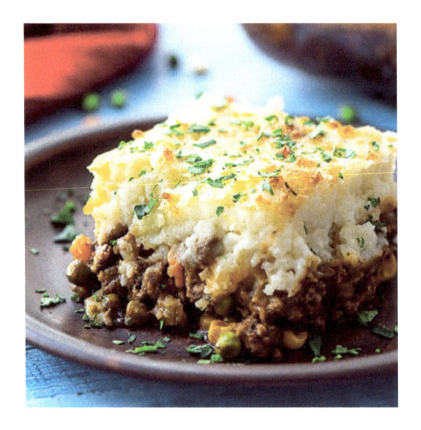

Zubereitungszeit: 15 Minuten

Kochzeit: 50 Minuten

Portionen: 6

Zutaten:

- 4 Esslöffel saure Sahne
- 150 g Kartoffeln, gekocht, püriert
- 1 Tasse Schweinehackfleisch

- 1 Teelöffel Olivenöl
- 1 Esslöffel Tomatensauce
- ½ Teelöffel Salz
- ½ Teelöffel Chili-Pfeffer
- 1 Teelöffel Paprika
- 1 Teelöffel Kurkuma
- 1 Tasse Mozzarella, zerkleinert
- 2 Tomaten, in Scheiben geschnitten

Wegbeschreibung:

Mischen Sie das gemahlene Schweinefleisch mit Salz, Chili-Pfeffer, Paprika und Kurkuma.
Legen Sie dann die Springform mit Backpapier aus.
Geben Sie die Hackfleischmasse in die Springform und drücken Sie sie flach.
Danach fügen Sie die Schicht Kartoffelpüree hinzu und beträufeln sie mit Tomatenmark und Olivenöl.
In Scheiben geschnittene Tomaten hinzufügen.
Bestreichen Sie den Kuchen mit saurer Sahne und geriebenem Mozzarella.
Decken Sie die Oberfläche des Kuchens mit Folie ab und backen Sie ihn 50 Minuten lang bei 180 °C.

Nährwerte: Kalorien 219, Fett 14,3 g, Ballaststoffe 1,3 g, Kohlenhydrate 6,4 g, Eiweiß 15,9 g

BBQ Schweinefleisch-Würfel

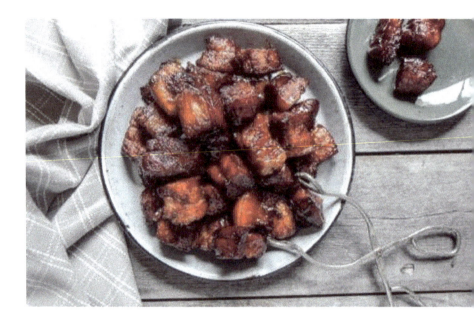

Zubereitungszeit: 10 Minuten

Kochzeit: 25 Minuten

Portionen: 5

Zutaten:

- ½ Tasse BBQ-Sauce
- 350 g Schweinefilet, grob gewürfelt
- 1 Esslöffel Kokosnussöl
- 1 Teelöffel getrockneter Thymian
- ½ Teelöffel getrockneter Dill

Wegbeschreibung:

Bestreuen Sie das Schweinefilet mit getrocknetem Thymian und getrocknetem Dill.

Geben Sie das Kokosnussöl in die Pfanne und erhitzen Sie es.

Schweinefilet hinzufügen und 15 Minuten bei mittlerer Hitze braten. Von Zeit zu Zeit umrühren.

Geben Sie anschließend die BBQ-Sauce hinzu und mischen Sie sie gut durch.

Schließen Sie den Deckel und kochen Sie das Gericht 10 Minuten lang.

Nährwerte: Kalorien 193, Fett 7,3 g, Ballaststoffe 0,2 g, Kohlenhydrate 9,3 g, Eiweiß 21,2 g

Aromatisch gegrillte Rinderlende

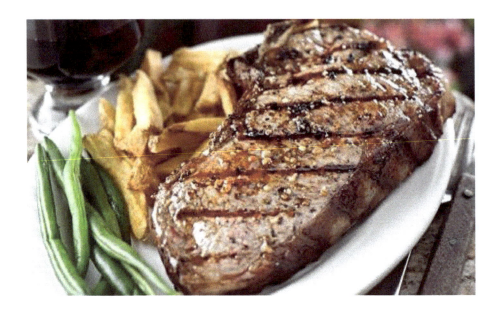

Zubereitungszeit: 15 Minuten

Kochzeit: 15 Minuten

Portionen: 2

Zutaten:

- ¾ Teelöffel Safran
- ¾ Teelöffel getrockneter Thymian
- ¾ Teelöffel gemahlener Koriander
- ¼ Teelöffel gemahlener Zimt
- 1 Esslöffel Butter

- 1/3 Teelöffel Salz
- 300 g Rinderlende

Wegbeschreibung:

Reiben Sie die Rinderlende mit getrocknetem Thymian, gemahlenem Koriander, Safran, gemahlenem Zimt und Salz ein.

Lassen Sie das Fleisch mindestens 10 Minuten stehen, um alle Gewürze einzuweichen.

Heizen Sie dann den Grill auf 200 °C vor.

Legen Sie die Rinderlende auf den Grill und garen Sie sie 5 Minuten lang.

Dann das Fleisch vorsichtig mit Butter bestreichen und weitere 10 Minuten garen. Wenden Sie es von Zeit zu Zeit auf einer anderen Seite.

Nährwerte: Kalorien 291, Fett 13,8 g, Ballaststoffe 0,3 g, Kohlenhydrate 0,6 g, Eiweiß 38,8 g

Tomaten-Schweinefleisch-Rippchen

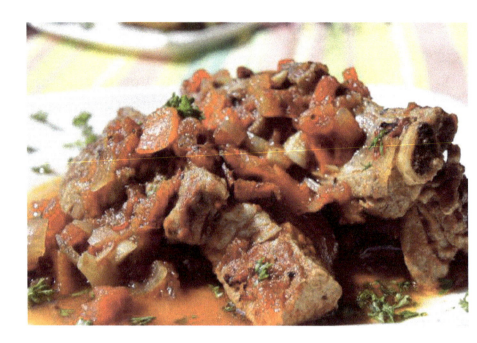

Zubereitungszeit: 10 Minuten

Kochzeit: 30 Minuten

Portionen: 4

Zutaten:

- 450 g Schweinerippchen vom Schwein
- 1/3 Teelöffel Zucker
- 2 Esslöffel Sojasauce
- 1 Esslöffel italienisches Gewürz

- ¼ Teelöffel Knoblauchpulver
- 1 Zwiebel, gehackt
- 1 Esslöffel Apfelessig
- 1 Teelöffel Tomatenmark
- 1/3 Tasse zerdrückte Tomaten
- ¼ Tasse Wasser

Wegbeschreibung:

Vermengen Sie in der Schüssel Zucker, Sojasauce, italienische Gewürze, Knoblauchpulver, Apfelessig, Tomatenmark, zerdrückte Tomaten und Wasser.

Geben Sie die Schweinerippchen in die Mischung und mischen Sie sie gut durch.

Geben Sie dann die gesamte Mischung in den Topf und schließen Sie den Deckel.

Zum Kochen bringen und 30 Minuten auf kleiner Flamme köcheln lassen.

Nährwerte: Kalorien 251, Fett 15,3 g, Ballaststoffe 1,4 g, Kohlenhydrate 6 g,
Eiweiß 21,7 g

Rinderhackbraten Sauté

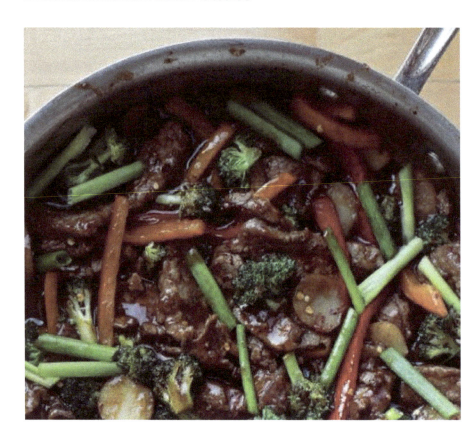

Zubereitungszeit: 10 Minuten

Garzeit: 60 Minuten

Portionen: 4

Zutaten:

- 1 Tasse Wasser
- ¼ Tasse Portobello-Pilze, gehackt

- 250 g Rinderhackfleisch, gehackt
- 90 g grüne Bohnen, gewürfelt
- 1 Cayennepfeffer, gehackt
- 3 Tomaten, gewürfelt
- ½ Teelöffel Salz
- 1 Teelöffel gemahlener Paprika

Wegbeschreibung:

Geben Sie das gehackte Rinderhackfleisch in den Topf und braten Sie es bei starker Hitze 3 Minuten lang an.

Dann das Fleisch umrühren und Pilze, grüne Bohnen, Cayennepfeffer, Salz, Paprika und Tomaten hinzufügen.

Bringen Sie die Mischung zum Kochen und fügen Sie Wasser hinzu.

Schließen Sie den Deckel und köcheln Sie die Sauté 55 Minuten lang bei mittlerer Hitze.

Nährwerte: Kalorien 136, Fett 3,9 g, Ballaststoffe 2,4 g, Kohlenhydrate 6,4 g, Eiweiß 19,3 g

Pikantes Schweinefleisch Kofte

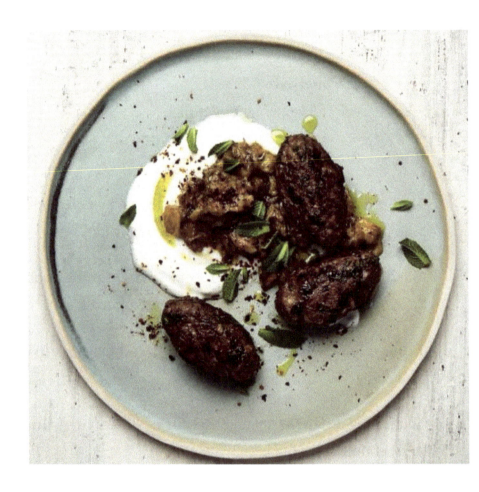

Zubereitungszeit: 10 Minuten

Kochzeit: 10 Minuten

Portionen: 2

Zutaten:

- 120 g Schweinelende, gewölft
- ½ Teelöffel Knoblauchpulver
- ¼ Teelöffel Chilipulver
- ¼ Teelöffel Cayennepfeffer
- ¼ Teelöffel gemahlener schwarzer Pfeffer
- ¼ Teelöffel weißer Pfeffer
- 1 Esslöffel Wasser
- 1 Teelöffel Olivenöl

Wegbeschreibung:

Mischen Sie Hackfleisch, Knoblauchpulver, Cayennepfeffer, gemahlenen schwarzen Pfeffer, weißen Pfeffer und Wasser zusammen.

Formen Sie mit Hilfe der Fingerspitzen die kleinen Frikadellen.

Erhitzen Sie das Olivenöl in der Pfanne.

Legen Sie die Kofte in das Öl und braten Sie sie insgesamt 10 Minuten lang. Wenden Sie die Kofte von Zeit zu Zeit auf einer anderen Seite.

Nährwerte: Kalorien 162, Fett 10,3, Ballaststoffe 0,3 g, Kohlenhydrate 1 g,
Eiweiß 15,7 g

Kurkuma-Schweinefleischsteaks

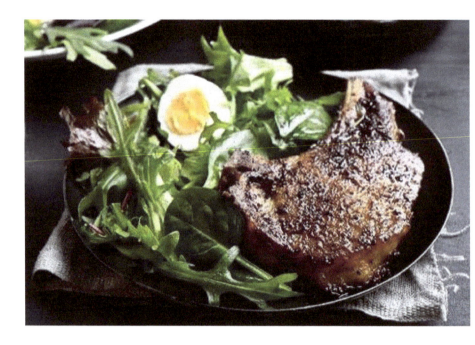

Zubereitungszeit: 10 Minuten

Kochzeit: 10 Minuten

Portionen: 4

Zutaten:

- 4 Schweinesteaks (100 g pro Steak)
- 1 Esslöffel gemahlene Kurkuma
- 1 Teelöffel Salz
- 1 Esslöffel Kokosnussöl

- 1 Teelöffel Apfelessig

Wegbeschreibung:

Reiben Sie die Schweinesteaks mit gemahlener Kurkuma, Salz und Apfelessig ein.

Schmelzen Sie das Kokosöl in der Pfanne und geben Sie die Schweinesteaks hinein.

Braten Sie die Schweinesteaks 5 Minuten von jeder Seite.

Nährwerte: Kalorien 366, Fett 28,6 g, Ballaststoffe 0,4 g, Kohlenhydrate 2,1 g, Eiweiß 25,1 g

Balsamico-Schweineleber

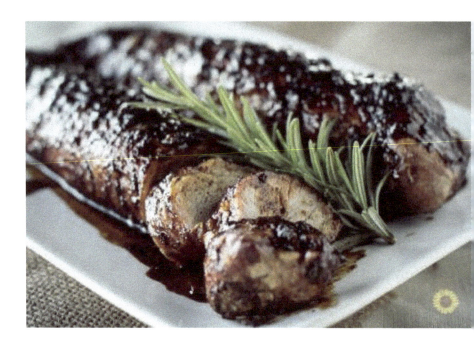

Zubereitungszeit: 10 Minuten

Kochzeit: 20 Minuten

Portionen: 5

Zutaten:

- 450 g Schweinelende
- 2 Esslöffel Balsamico-Essig
- 1 Teelöffel Olivenöl
- 1 Teelöffel Salbei

- ½ Teelöffel Salz

Wegbeschreibung:

Erhitzen Sie das Olivenöl in der Pfanne und geben Sie die Schweinelende hinzu.

Bestreuen Sie das Fleisch mit Salbei und Salz und braten Sie es für 10 Minuten. Wenden Sie das Fleisch nach 5 Minuten Garzeit auf einer anderen Seite.

Dann die Schweinelende mit Balsamico-Essig beträufeln.

Schließen Sie den Deckel und kochen Sie das Gericht weitere 10 Minuten bei niedriger Hitze.

Nährwerte: Kalorien 229, Fett 13,6 g, Ballaststoffe 0,1 g, Kohlenhydrate 0,1 g, Eiweiß 24,8 g

Fleisch Sauté

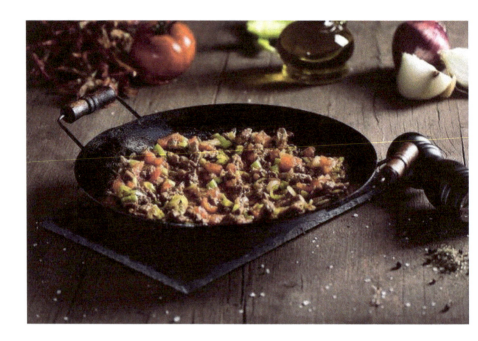

Zubereitungszeit: 10 Minuten

Kochzeit: 35 Minuten

Portionen: 4

Zutaten:

- 2 Esslöffel Kapern
- 1/3 Tasse grüne Oliven, gehackt
- 1 Tomate, gewürfelt
- 1 süße Paprika, gehackt

- 250 g Rinderhaxe, gewürfelt
- 90 g Rote Bete, gewürfelt
- ¼ Tasse Brokkoli, zerkleinert
- 2 Tassen Hühnerbrühe
- 1 Teelöffel getrockneter Oregano
- 1 Teelöffel Salz
- 1 Teelöffel getrockneter Koriander
- 1 Teelöffel Butter

Wegbeschreibung:

Die Butter in der Pfanne schmelzen und die gehackte Rinderhaxe hinzufügen.

Braten Sie es 5 Minuten lang über der hohen Hitze.

Dann Tomaten, Kapern, grüne Oliven, Paprika, Brokkoli, getrockneten Oregano, Salz und getrockneten Koriander hinzufügen.

Gut umrühren und mit Hühnerbrühe auffüllen.

Schließen Sie den Deckel und köcheln Sie das Gericht 30 Minuten lang auf kleiner Flamme.

Nährwerte: Kalorien 179, Fett 7,7 g, Ballaststoffe 1,8 g, Kohlenhydrate 6,2 g,
Eiweiß 21 g

Aromatisches gebackenes Schweinefilet

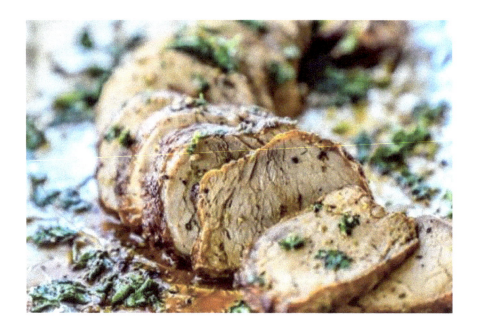

Zubereitungszeit: 15 Minuten

Garzeit: 55 Minuten

Portionen: 6

Zutaten:

- 300 g Schweinefilet
- ½ Teelöffel gemahlener Kreuzkümmel
- ½ Teelöffel gemahlener Paprika
- 1 Teelöffel flüssiger Honig
- 1 Zitrone

- ½ Teelöffel Fenchelsamen
- 1 Teelöffel Salz
- 1 Esslöffel Avocado öl

Wegbeschreibung:

Pressen Sie den Saft der Zitrone aus.

Kombinieren Sie den Zitronensaft mit gemahlenem Kreuzkümmel, Paprika, flüssigem Honig, Fenchelsamen, Salz und Avocado öl.

Dann das Schweinefilet mit der Ölmischung bestreichen und in die Folie einwickeln.

Backen Sie das Schweinefilet 55 Minuten bei 200 °C.

Schneiden Sie das gekochte Fleisch auf die Portionen.

Nährwerte: Kalorien 130, Fett 3,3 g, Ballaststoffe 0,5 g, Kohlenhydrate 2,3 g, Eiweiß 22 g

Rindfleisch-Spieße

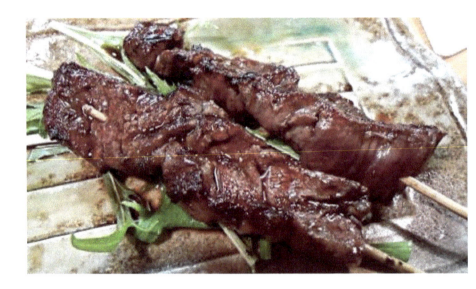

Zubereitungszeit: 10 Minuten

Kochzeit: 25 Minuten

Portionen: 3

Zutaten:

- 300 g Rinderflankensteak
- 1 Teelöffel Tomatenmark
- ½ Teelöffel gemahlener Paprika
- 1 Teelöffel Olivenöl
- ½ Teelöffel Salz
- ½ Teelöffel gemahlener schwarzer Pfeffer

Wegbeschreibung:

Das Rindersteak grob hacken und mit gemahlenem Paprika, Salz, gemahlenem schwarzen Pfeffer, Olivenöl und Tomatenmark bestreuen.

Dann das Fleisch auf die Spieße spießen und in die Schale legen.

Backen Sie die Rindfleischspieße für 25 Minuten. Wenden Sie die Spieße nach 10 Minuten Garzeit auf einer anderen Seite.

Nährwerte: Kalorien 175, Fett 6,9 g, Ballaststoffe 0,3 g, Kohlenhydrate 0,8 g, Eiweiß 26 g

Scharfes Rindfleisch Stir-Fry

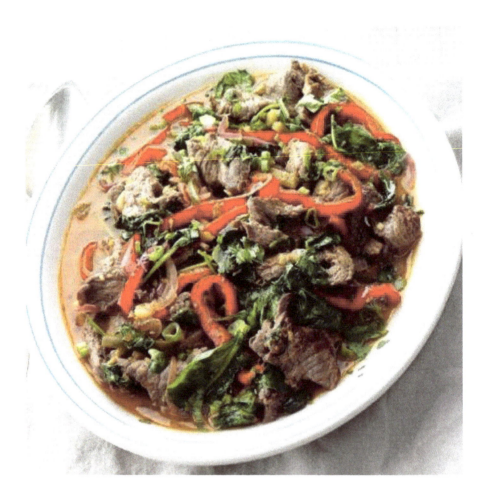

Zubereitungszeit: 10 Minuten

Kochzeit: 20 Minuten

Portionen: 4

Zutaten:

- 2 grüne Chilischoten
- 250 g Rinderflankensteak
- 1 Teelöffel Salz
- 2 Esslöffel Olivenöl
- 1 Teelöffel Apfelessig

Wegbeschreibung:

Gießen Sie das Olivenöl in die Pfanne.

Legen Sie das Flankensteak in das Öl und braten Sie es 3 Minuten von jeder Seite.

Bestreuen Sie das Fleisch anschließend mit Salz und Apfelessig.

Hacken Sie die Chilischoten und geben Sie sie in die Bratpfanne.

Braten Sie das Rindfleisch für weitere 10 Minuten. Rühren Sie es von Zeit zu Zeit um.

Nährwerte: Kalorien 166, Fett 10,5 g, Ballaststoffe 0,1 g, Kohlenhydrate 0,2 g, Eiweiß 17,2 g

Bohnen Reis und Körner

Zitronen-Pfeffer-Salat mit roten Bohnen

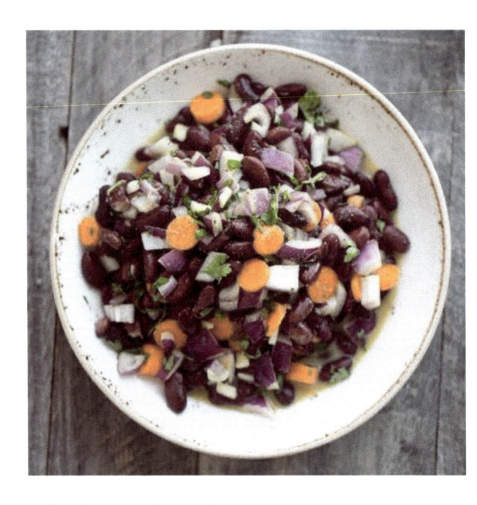

Zubereitungszeit: 10 Minuten

Kochzeit: 10 Minuten

Servieren: 3

Zutaten:

- 2 Tassen Kidneybohnen, abgetropft und abgespült
- 2 Knoblauchzehen, gehackt
- 1 Karotte, gewürfelt
- 2 Esslöffel Nährhefe
- ¼ Tasse frische Petersilie, gehackt
- 1 kleine Zwiebel, gewürfelt
- 2 Zitronensaft
- ¼ Teelöffel Pfeffer
- ½ Teelöffel Salz

Wegbeschreibung:

Geben Sie alle Zutaten in die große Rührschüssel und schwenken Sie sie gut durch.

Für 1 Stunde in den Kühlschrank stellen.

Gekühlt servieren.

Nährwert (Menge pro Portion):

Kalorien 190; Fett 1,1 g; Kohlenhydrate 34,9 g; Zucker 5,2 g; Eiweiß 12,8 g; Cholesterin 0 mg

Gesunder Drei-Bohnen-Salat

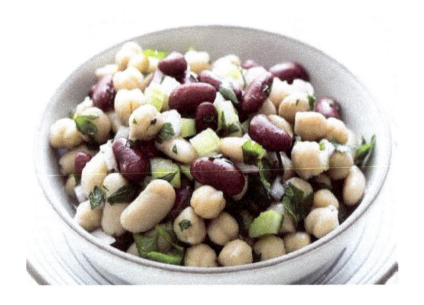

Zubereitungszeit: 10 Minuten

Kochzeit: 5 Minuten

Servieren: 8

Zutaten:

Für Salat:

- 400 g Dose Kichererbsen, abgetropft und abgespült
- 400 g Dose Kidneybohnen, abgetropft und abgespült
- 400 g Dose schwarze Bohnen, abgetropft und abgespült
- ¼ Tasse frisches Basilikum, gehackt
- ¼ Tasse Feta-Käse, zerbröckelt

- ½ Tasse Oliven, halbiert
- 1 kleine Zwiebel, gewürfelt
- 1 ½ Tassen Kirschtomaten, halbiert
- 1 Paprika, gewürfelt
- 1 Gurke, gewürfelt

Für das Dressing:

- 1 Esslöffel Olivenöl
- ¼ Teelöffel Knoblauchpulver
- 1 Teelöffel Honig
- 2 Esslöffel Essig
- 3 Esslöffel frischer Zitronensaft
- ¼ Teelöffel Pfeffer
- ¼ Teelöffel Salz

Wegbeschreibung:

Mischen Sie alle Zutaten für das Dressing in einer kleinen Schüssel und stellen Sie sie beiseite.

Geben Sie alle Salatzutaten in die große Schüssel und mischen Sie sie gut.

Gießen Sie das Dressing über den Salat und schwenken Sie es gut.

Nährwert (Menge pro Portion):

Kalorien 214; Fett 4,8 g; Kohlenhydrate 35,1 g; Zucker 5,1 g; Eiweiß 9,6 g; Cholesterin 4 mg

Oliven-Cannellini-Bohnen-Salat

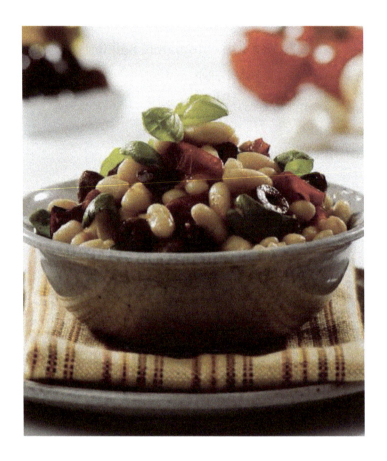

Zubereitungszeit: 10 Minuten

Kochzeit: 5 Minuten

Servieren: 6

Zutaten:

- 800 g Dose Cannellini-Bohnen, abgespült und abgetropft

- 1 Esslöffel Olivenöl
- 1 Esslöffel Essig
- ¼ Tasse frische Petersilie, gehackt
- 1/3 Tasse Oliven, in Scheiben geschnitten
- 1/3 Tasse sonnengetrocknete Tomaten, in Julienne geschnitten
- Pfeffer
- Salz

Wegbeschreibung:

Geben Sie alle Zutaten in die große Schüssel und schwenken Sie sie gut durch.

Salat mit Pfeffer und Salz würzen.

Für 1 Stunde in den Kühlschrank stellen.

Gekühlt servieren.

Nährwert (Menge pro Portion):

Kalorien 135; Fett 4,2 g; Kohlenhydrate 18,6 g; Zucker 0,3 g; Eiweiß 6,5 g; Cholesterin 0 mg

Leichter Kidneybohnen-Salat

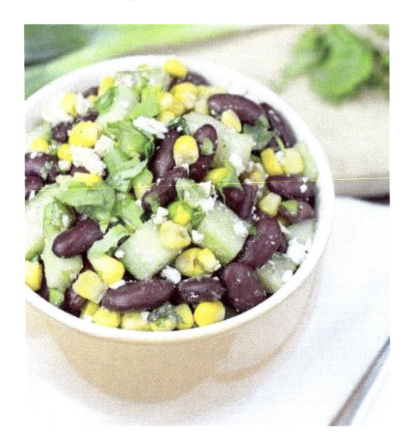

Zubereitungszeit: 10 Minuten

Kochzeit: 5 Minuten

Servieren: 4

Zutaten:

Für Salat:

- 1 ½ Tassen trockene Kidneybohnen, über Nacht in Wasser eingeweicht, gekocht und abgetropft
- ¼ Tasse grüne Zwiebel, gehackt
- 1 kleine Zwiebel, in Scheiben geschnitten
- 1 Tomate, gewürfelt

Für das Dressing:

- 1 Esslöffel frischer Zitronensaft
- 3 Knoblauchzehen, gehackt
- 3 Esslöffel Olivenöl
- Pfeffer
- Salz

Wegbeschreibung:

Mischen Sie alle Zutaten für das Dressing in einer kleinen Schüssel und stellen Sie sie beiseite.

Geben Sie alle Salatzutaten in die große Schüssel und mischen Sie sie gut.

Gießen Sie das Dressing über den Salat und schwenken Sie es gut.

Sofort servieren.

Nährwert (Menge pro Portion):

Kalorien 339; Fett 11,3 g; Kohlenhydrate 45,8 g; Eiweiß 16,2 g; Zucker 2,9 g

Tomate-Basilikum-Salat mit weißen Bohnen

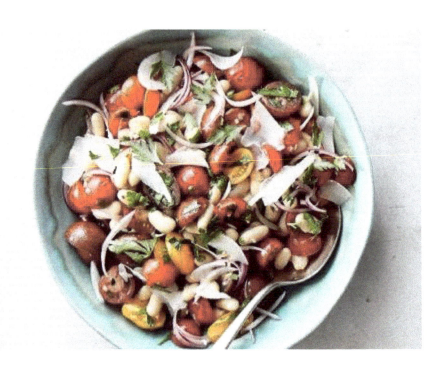

Zubereitungszeit: 10 Minuten

Kochzeit: 5 Minuten

Servieren: 4

Zutaten:

- 1 Tasse weiße Bohnen aus der Dose, abgetropft und abgespült

- 2 Esslöffel frische Petersilie, gehackt
- 2 Esslöffel frisches Basilikum, gehackt
- 250 g Kirschtomaten, halbiert
- 2 Zitronensaft
- 2 Knoblauchzehen, gehackt
- 1 kleine Zwiebel, gewürfelt
- 3 Esslöffel Olivenöl
- Pfeffer
- Salz

Wegbeschreibung:

Verquirlen Sie in einer kleinen Schüssel Zitronensaft, Olivenöl, Knoblauch, Pfeffer und Salz. Beiseite stellen.

Geben Sie die restlichen Zutaten in den Mixtopf und mischen Sie sie gut.

Gießen Sie das Dressing über den Salat und schwenken Sie es gut.

Nährwert (Menge pro Portion):

Kalorien 182; Fett 11,4 g; Kohlenhydrate 16,1 g; Eiweiß 5,1 g; Zucker 3,4 g; Cholesterin 0 mg

Veganer Lauch-Reis

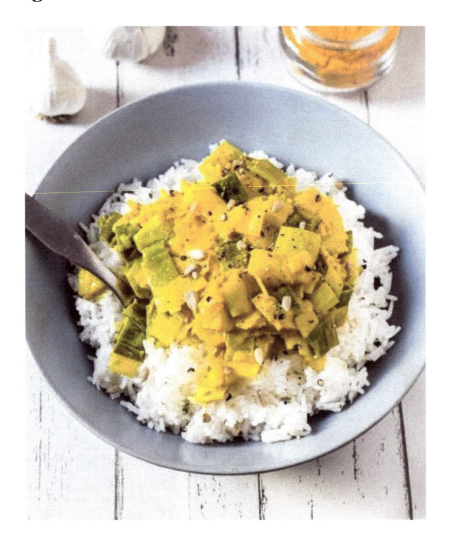

Zubereitungszeit: 10 Minuten

Kochzeit: 30 Minuten

Servieren: 4

Zutaten:

- ½ Tasse brauner Reis, ungekocht
- 1 ¼ Tasse heißes Wasser
- 1 ½ Teelöffel Tomatenmark
- 1 ½ Esslöffel Dill, gehackt
- 1/3 Tasse Olivenöl
- 450 g Lauch, in Scheiben geschnitten
- Pfeffer
- Salz

Wegbeschreibung:
In Scheiben geschnittenen Lauch in kochendes Wasser geben und 2-3 Minuten kochen. Abseihen und beiseitestellen.
Erhitzen Sie das Öl in einem Kochtopf bei mittlerer bis niedrige Hitze.
Lauch hinzufügen und anbraten, bis er weich wird, ca. 5-7 Minuten.
Tomatenmark und Dill hinzufügen und 1-2 Minuten kochen.
Heißes Wasser, Reis, Pfeffer und Salz hinzufügen und gut umrühren.
Decken Sie den Topf mit einem Deckel ab und köcheln Sie ihn bei niedriger Hitze 20 Minuten lang.
Nährwert (Menge pro Portion):
Kalorien 304; Fett 17,8 g; Kohlenhydrate 35,2 g; Eiweiß 3,8 g; Zucker 4,7 g; Cholesterin 0 mg

Aromatischer Spinat-Reis

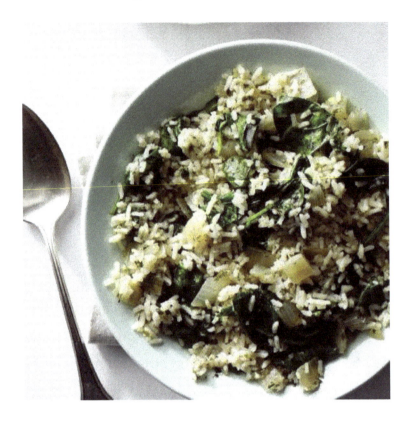

Zubereitungszeit: 10 Minuten

Zubereitungszeit: 35 Minuten

Servieren: 6

Zutaten:

- 1 Tasse brauner Reis, ungekocht
- ½ Esslöffel Zitronenschale
- 1 ½ Esslöffel frischer Zitronensaft

- 2 Tassen Gemüsebrühe
- 250 g Babyspinat
- 3 Esslöffel Dill, gehackt
- 4 Esslöffel grüne Zwiebel, gehackt
- 1 Esslöffel Knoblauch, gehackt
- 1 Zwiebel, gehackt
- 3 Esslöffel Olivenöl

Wegbeschreibung:

Erhitzen Sie das Öl in einem großen Topf bei mittlerer bis hohe Hitze.

Fügen Sie die Zwiebel hinzu und braten Sie sie 5 Minuten lang oder bis die Zwiebel weich wird.

Knoblauch, 2 EL Frühlingszwiebeln und 2 EL Dill hinzufügen und 2 Minuten anbraten.

Spinat hinzufügen und kochen, bis der Spinat verwelkt ist, etwa 3-4 Minuten.

Reis und Brühe zugeben und gut umrühren. Zum Kochen bringen.

Drehen Sie die Hitze auf mittel-niedrig und köcheln Sie für 20 Minuten.

Zitronenschale, Zitronensaft, restliche Frühlingszwiebeln und Dill unterrühren.

Nährwert (Menge pro Portion):

Kalorien 201; Fett 8,5 g; Kohlenhydrate 29,3 g; Eiweiß 4,2 g; Zucker 1,5 g; Cholesterin 0 mg

Quinoa mit Kichererbsen & Spinat

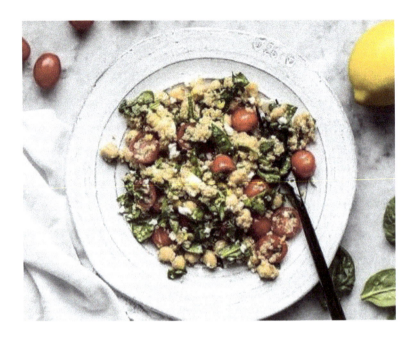

Zubereitungszeit: 10 Minuten

Kochzeit: 25 Minuten

Servieren: 6

Zutaten:

- 1 Tasse Quinoa, ungekocht
- 400 g Dose Kichererbsen, abgetropft und abgespült
- 1 Tasse Spinat, gehackt
- 2 Tassen Gemüsebrühe
- ½ Tasse sonnengetrocknete Tomaten, gehackt
- ¾ Tasse Oliven, in Scheiben geschnitten

- ¼ Teelöffel getrockneter Dill
- ¼ Teelöffel getrockneter Thymian
- ½ Teelöffel Chiliflocken
- 2 Esslöffel Schalotte, gehackt
- 1 Esslöffel Knoblauch, gehackt
- 1 Esslöffel Olivenöl
- Pfeffer
- Salz

Wegbeschreibung:

Erhitzen Sie das Olivenöl in einem Kochtopf bei mittlerer Hitze.

Schalotte, Knoblauch und Chiliflocken hinzufügen und 2 Minuten lang kochen.

Dill und Thymian hinzufügen und 30 Sekunden lang kochen.

Quinoa, sonnengetrocknete Tomaten und Oliven hinzufügen und 30 Sekunden lang umrühren.

Brühe zugeben und gut umrühren. Zum Köcheln bringen.

Drehen Sie die Hitze auf niedrig und köcheln Sie 20-25 Minuten oder bis die Flüssigkeit aufgesogen ist.

Entfernen Sie den Deckel. Kichererbsen und Spinat hinzufügen und rühren, bis der Spinat verwelkt ist.

Mit Pfeffer und Salz würzen.

Nährwert (Menge pro Portion):

Kalorien 235; Fett 7 g; Kohlenhydrate 36,9 g; Eiweiß 8 g; Zucker 0,8 g; Cholesterin 0 mg

Salat- und Suppenrezepte

Balsamico-Balela Medley aus dem Mittelmeerraum

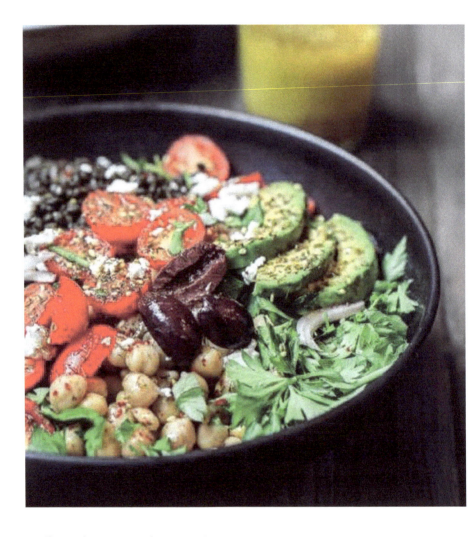

Zubereitungszeit: 15 Minuten

Kochzeit: 0 Minuten

Portionen: 6

Zutaten:

Für den Salat:

- 4-Stück grüne Zwiebeln, gehackt
- 3½ Tassen Kichererbsen, gekocht
- 2½ Tassen Trauben- oder Kirschtomaten, halbiert
- 1-Jalapeno, fein gehackt (optional)
- ½-grüne Paprika, entkernt und gewürfelt
- ½ Tasse sonnengetrocknete Tomaten (in Gläsern mit Olivenöl eingelegt)
- ½-Tasse Petersilienblätter, frisch gehackt
- ½ Tasse Minze oder Basilikumblätter, frisch gehackt
- ⅓-Tasse Kalamata-Oliven, entkernt
- ¼-Tasse grüne Oliven, entkernt

Für das Dressing:

- Salz und schwarzer Pfeffer
- 2 Esslöffel Weißweinessig
- 2 Esslöffel Zitronensaft
- 1 Teelöffel gemahlener Sumach
- 1 Knoblauchzehe, gehackt
- ½ Teelöffel roter Pfeffer, zerstoßen (optional)
- ½ Teelöffel Aleppo-Pfeffer

- ¼-Tasse natives Olivenöl extra

Wegbeschreibung:

Für den Salat:

Kombinieren Sie alle Salatzutaten in einer großen Rührschüssel. Mischen Sie sie gut, bis sie vollständig kombiniert sind.

Für das Dressing:

Kombinieren und verquirlen Sie alle Dressing-Zutaten in einer separaten kleineren Rührschüssel. Mischen Sie sie gut, bis sie vollständig vermischt sind.

Nieselregen Sie das Dressing über den Salat. Schwenken Sie es vorsichtig, um es gleichmäßig zu verteilen. Decken Sie den Salat ab und stellen Sie ihn vor dem Servieren 30 Minuten lang in den Kühlschrank.

Schwenken Sie den Salat zum Servieren kurz. Schmecken Sie die Würzung ab, falls erforderlich.

Ernährung: Kalorien: 228, Fette: 3,3 g, Ballaststoffe: 10,6 g, Kohlenhydrate: 39,2 g, Eiweiß: 12,5 g

Libanesisches Zitronen-Fattoush Fusion

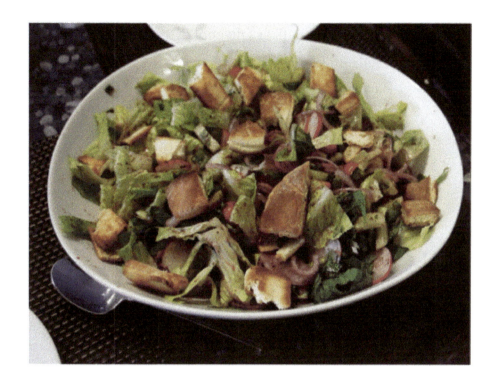

Zubereitungszeit: 10 Minuten

Kochzeit: 5 Minuten

Portionen: 8

Portionsgröße: Schale mit 1 Portion

Zutaten:

Für den Salat:

- 2 Laibe Vollkorn-Pita Brot
- 3 Esslöffel natives Olivenöl extra
- Salz und Pfeffer
- ½-tsp Sumach
- 5 Stück Roma-Tomaten, gewürfelt
- 5 Stück Radieschen, Stiele entfernt, in dünne Scheiben geschnitten
- 5-Stück grüne Zwiebeln, gehackt
- 2 Tassen frische Petersilienblätter, Stiele entfernt, gehackt
- 1 St. Englische Gurke, gewürfelt
- 1 Herz Römischer Salat, gehackt
- 1 Tasse frische Minzblätter, gehackt (optional)

Für das Limetten-Vinaigrette-Dressing:

- Salz und Pfeffer
- 1 Teelöffel gemahlener Sumach oder Zitronenschale
- 1½-Limetten, Saft
- ⅓-Tasse extra-natives Olivenöl
- ¼ Teelöffel gemahlener Zimt
- ¼ Teelöffel gemahlener Piment

Wegbeschreibung:

Für den Salat:

Toasten Sie das Fladenbrot im Toaster 2 Minuten lang, bis es knusprig, aber nicht gebräunt ist.

Erhitzen Sie 3 Esslöffel Olivenöl in einer großen Bratpfanne. Schneiden Sie das getoastete Pita Brot in Stücke und geben Sie es in die Pfanne. Braten Sie die gebrochenen Pita stücke 3 Minuten lang, bis sie gebräunt sind, und schwenken Sie sie dabei häufig.

Würzen Sie die Pita-Chips mit Salz, Pfeffer und Sumach. Nehmen Sie die gewürzten Pita-Chips vom Herd und legen Sie sie zum Abtropfen auf Papiertücher.

Kombinieren Sie die restlichen Salatzutaten in einer großen Rührschüssel. Mischen Sie sie, bis sie vollständig vermischt sind.

Für das Limetten-Vinaigrette-Dressing:

Kombinieren und verquirlen Sie alle Dressing-Zutaten in einer separaten kleineren Rührschüssel. Mischen Sie sie gut, bis sie vollständig vermischt sind.

Beträufeln Sie den Salat mit dem Limetten-Vinaigrette-Dressing. Schwenken Sie es vorsichtig, um es gleichmäßig zu verteilen.

Fügen Sie die abgetropften Pita-Chips hinzu und schwenken Sie sie noch einmal vorsichtig, bis sie vollständig kombiniert sind.

Ernährung: Kalorien: 478,8, Fette: 18,1 g, Ballaststoffe: 3,7 g, Kohlenhydrate: 32,1 g, Eiweiß: 21,3 g

Leckerer Thunfisch-Super-Salat

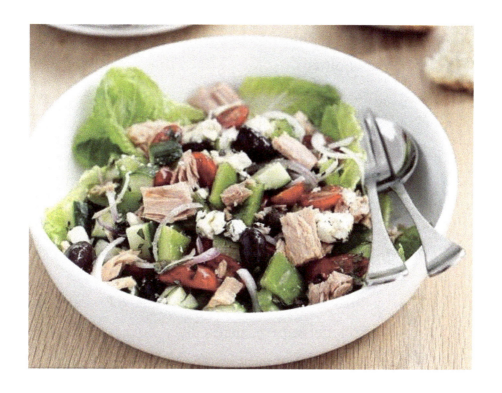

Zubereitungszeit: 15 Minuten

Kochzeit: 10 Minuten

Portionen: 4

Portionsgröße: 1-Tasse

Zutaten:

Für den Salat:

- 250 g frische grüne Bohnen, geputzt
- ½-Kopf Romanasalat, entkernt und quer in Bänder geschnitten
- 3 Esslöffel Olivenöl
- 2-150 g. Dosen Thunfisch in Olivenöl, abgetropft
- ½-Tasse Radieschen, in Scheiben geschnitten
- ½-Tasse schwarze oder grüne Oliven, entkernt
- 1 Stk. rote oder gelbe Paprika, in Streifen geschnitten

Für das Dressing:

- 2 Stück Zitronen, (1 Esslöffel Schale, 6 Esslöffel Saft)
- 4 Esslöffel Kapern, abgespült
- 2 Esslöffel Senf nach Dijon-Art

Wegbeschreibung:

Für den Salat:

Dämpfen Sie die grünen Bohnen 10 Minuten lang, bis sie weich sind. Nehmen Sie die Bohnen aus dem Dampfgarer und legen Sie sie zum Abkühlen in eine Schüssel mit Eiswasser. Abseihen und gründlich abtropfen lassen. Beiseite stellen.

Für das Dressing:

Kombinieren und verquirlen Sie alle Zutaten für das Dressing in einer Rührschüssel. Mischen Sie sie gut, bis sie vollständig kombiniert sind.

Richten Sie den Salat auf einer großen Platte an. Geben Sie die gedünsteten Bohnen, den Thunfisch, die Radieschen, die Oliven und die Paprika auf das Salatbett.

Nieselregen Sie das Dressing über den Salat. Schwenken Sie es vorsichtig, um das Salatbett gleichmäßig zu bedecken.

Ernährung: Kalorien: 265, Fette: 18 g, Ballaststoffe: 4 g, Kohlenhydrate: 10 g, Eiweiß: 17 g

Tabbouleh Leckerbissen Combo Klassisch

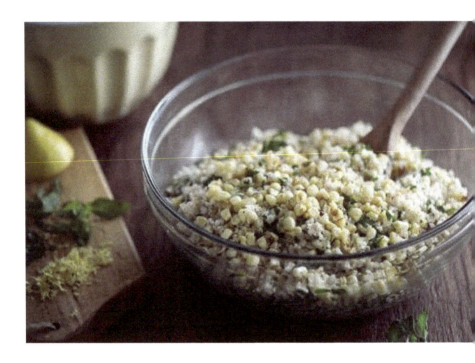

Zubereitungszeit: 20 Minuten

Kochzeit: 0 Minuten

Portionen: 6

Portionsgröße: 1-Tasse

Zutaten:

Für den Salat:

- ½-Tasse Vollkorn-Bulgur
- 4-Roma-Tomaten, fein gewürfelt und abgetropft
- 4 Stück grüne Zwiebeln, sehr fein gehackt
- 2 Bund Petersilie, Stiele entfernt, gewaschen und gut abgetrocknet, fein gehackt
- 1 St. Englische Gurke, fein gewürfelt
- 12 Stück frische Minzblätter, Stiele entfernt, gewaschen, gut abgetrocknet, fein gehackt
- Salz
- Vollkorn-Pita-Brot (optional)
- Römersalatblätter, zum Servieren (optional)

Für das Dressing:

- 3 Esslöffel Zitronensaft
- 3 Esslöffel natives Olivenöl extra

Wegbeschreibung:

Für den Salat:

Spülen Sie den Bulgur ab und weichen Sie ihn 7 Minuten lang in Wasser ein. Gründlich abtropfen lassen, indem Sie den Bulgur auspressen, um überschüssiges Wasser zu entfernen. Beiseitestellen.

Kombinieren Sie die restlichen Salatzutaten in einer großen Rührschüssel. Mischen Sie sie, bis sie vollständig vermischt sind. Fügen Sie den Bulgur hinzu und würzen Sie ihn mit Salz. Erneut mischen.

Für das Dressing:

Kombinieren und verquirlen Sie alle Zutaten für das Dressing in einer Rührschüssel. Mischen Sie sie gut, bis sie vollständig kombiniert sind.

Nieselregen Sie das Dressing über den Salat. Schwenken Sie es vorsichtig, um es gleichmäßig zu verteilen.

Decken Sie den Salat ab und stellen Sie ihn vor dem Servieren 30 Minuten lang in den Kühlschrank. Falls gewünscht, servieren Sie den Tabbouleh-Salat mit einer Beilage aus Vollkornfladenbrot und Römersalatblättern, die als "Boote" oder Wraps für den Salat dienen.

Ernährung: Kalorien: 190, Fette: 10 g, Ballaststoffe: 3,1 g, Kohlenhydrate: 25,5 g, Eiweiß: 3,2 g

Athener Avgolemono Saure Suppe

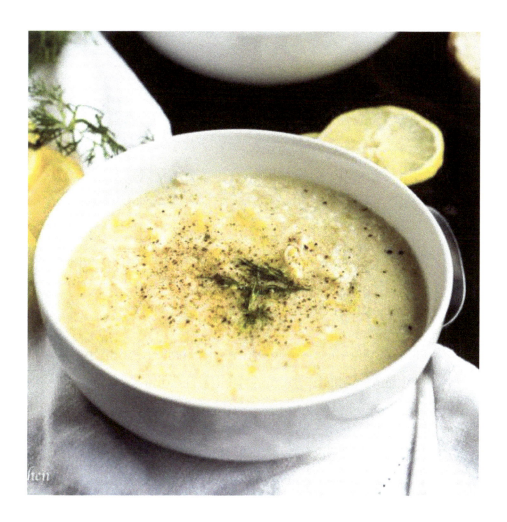

Zubereitungszeit: 20 Minuten

Kochzeit: 90 Minuten

Portionen: 6

Portionsgröße: 1-Tasse

Zutaten:

- 8 Tassen Wasser
- 1 ganzes Huhn, in Stücke geschnitten
- Salz und Pfeffer
- 1-Tasse Vollkornreis
- 4-Stück Eier, getrennt
- 2-Stück Zitronen, Saft
- ¼-Tasse frischer Dill, gehackt
- Dillzweige und Zitronenscheiben zum Garnieren

Wegbeschreibung:

Gießen Sie das Wasser in einen großen Topf. Fügen Sie die Hähnchenteile hinzu und decken Sie den Topf ab. Eine Stunde lang köcheln lassen.

Nehmen Sie die gekochten Hähnchenteile aus dem Topf und entnehmen Sie 2 Tassen der Hühnerbrühe. Stellen Sie sie beiseite und lassen Sie sie abkühlen.

Bringen Sie den Rest zum Kochen. Mit Salz und Pfeffer abschmecken. Den Reis zugeben und den Topf abdecken. Für 20 Minuten köcheln lassen.

Entbeinen Sie in der Zwischenzeit das gekochte Huhn und reißen Sie das Fleisch in kleine Stücke. Beiseitestellen.

Bearbeiten Sie das getrennte Eiweiß und Eigelb: Schlagen Sie das Eiweiß steif; schlagen Sie das Eigelb mit dem Zitronensaft.

Gießen Sie die Eigelbmischung zur Eiweißmischung. Verquirlen Sie die Mischung gut, bis sie vollständig vermischt ist. Fügen Sie nach und nach die reservierten 2 Tassen Hühnerbrühe zu der Mischung hinzu, wobei Sie ständig rühren, um zu verhindern, dass die Eier gerinnen.

Nachdem Sie die Eiermischung und die Hühnerbrühe vollständig eingearbeitet haben, gießen Sie diese Mischung in die köchelnde Brühe und den Reis. Fügen Sie den Dill hinzu, und rühren Sie gut um. Weiter köcheln lassen, ohne es zum Kochen zu bringen.

Geben Sie die Hähnchenstücke in die Suppe. Mischen Sie, bis alles gut vermischt ist.

Zum Servieren schöpfen Sie die Suppe in Schalen und bestreuen sie mit frisch gemahlenem Pfeffer. Mit Zitronenscheiben und Dillzweigen garnieren.

Ernährung: Kalorien: 122,4, Fette: 1,2 g, Ballaststoffe: 0,2 g, Kohlenhydrate: 7,5 g, Eiweiß: 13,7 g

Frühlingssuppe mit Gourmet-Körnern

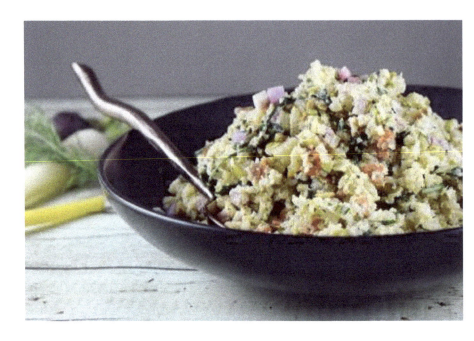

Zubereitungszeit: 10 Minuten

Kochzeit: 25 Minuten

Portionen: 6

Portionsgröße: 1-Tasse

Zutaten:

- 2 Esslöffel Olivenöl
- 1 Stk. kleine Zwiebel, gewürfelt

- 6 Tassen Hühnerbrühe, hausgemacht (siehe das Rezept der Avgolemono-Suppe)
- 1-Fächer Flügel
- ½-Tasse frischer Dill, gehackt (geteilt)
- ⅓-Tasse italienischer oder Arborio-Vollkornreis
- 1 Tasse Spargel, kleingeschnitten
- 1 Tasse Möhren, gewürfelt
- 1½ Tassen gekochtes Huhn, entbeint und gewürfelt oder geschredderte
- ½-Zitrone, Saft
- 1-Stück großes Ei
- 2 Esslöffel Wasser
- Kosheres Salz und frischer Pfeffer zum Abschmecken
- Frischer Schnittlauch, gehackt zum Garnieren

Wegbeschreibung:

Erhitzen Sie das Olivenöl und braten Sie die Zwiebeln 5 Minuten lang in einem großen Suppentopf bei mittlerer Hitze an. Gießen Sie die Hühnerbrühe hinzu. Fügen Sie das Lorbeerblatt und die Hälfte des Dills hinzu. Zum Köcheln bringen.

Reis hinzufügen und die Hitze auf mittlere bis niedrige Stufe stellen. Für 10 Minuten köcheln lassen.

Fügen Sie den Spargel und die Karotten hinzu. 15 Minuten kochen, bis das Gemüse zart ist und der Reis durchkocht.

Fügen Sie das gekochte, zerkleinerte Hähnchen hinzu. Köcheln Sie weiter bei niedriger Hitze.

In der Zwischenzeit vermengen Sie den Zitronensaft und das Ei mit dem Wasser in einer Rührschüssel.

Nehmen Sie ½ Tasse der köchelnden Brühe und gießen Sie sie auf die Zitronen-Ei-Mischung, wobei Sie nach und nach verquirlen, damit die Eier nicht gerinnen.

Gießen Sie die Zitronen-Ei-Brühe in den Suppentopf, wobei Sie immer noch langsam rühren. Sobald die Suppe eindickt, die Hitze ausschalten.

Entfernen Sie das Lorbeerblatt, und entsorgen Sie es. Fügen Sie den restlichen Dill, Salz und Pfeffer hinzu.

Zum Servieren die cremige Suppe in Schalen schöpfen und mit gehacktem Schnittlauch garnieren.

Ernährung: Kalorien: 252,8, Fette: 8 g, Ballaststoffe: 0,3 g, Kohlenhydrate: 19,8 g, Eiweiß: 25,6 g

Gewürzsuppe mit Linsen & Hülsenfrüchten

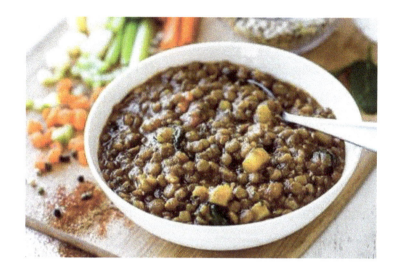

Zubereitungszeit: 15 Minuten

Zubereitungszeit: 35 Minuten

Portionen: 6

Portionsgröße: 1-Tasse

Zutaten:

- 2 Esslöffel natives Olivenöl extra
- 2 Zehen Knoblauch, gehackt
- 4 Stk. große Stangen Sellerie, gewürfelt
- 2-Stück große Zwiebeln, gewürfelt
- 6 Tassen Wasser
- 1 Teelöffel Kreuzkümmel

- ¾ Teelöffel Kurkuma
- ½ Teelöffel Zimt
- ½ Teelöffel frischer Ingwer, gerieben
- 1 Tasse getrocknete Linsen, abgespült und sortiert
- 1-400 g Dose Kichererbsen (Kichererbsen bohnen), abgetropft und abgespült
- 3 Stück reife Tomaten, gewürfelt
- ½-Zitrone, Saft
- ½ Tasse frischer Koriander oder Petersilie, gehackt
- Salz

Wegbeschreibung:

Erhitzen Sie das Olivenöl und braten Sie den Knoblauch, den Sellerie und die Zwiebel 5 Minuten lang in einem großen Suppentopf bei mittlerer Hitze an.

Gießen Sie das Wasser ein. Fügen Sie die Gewürze und Linsen hinzu. Decken Sie den Suppentopf ab und köcheln Sie 40 Minuten lang, bis die Linsen weich sind.

Fügen Sie die Kichererbsen und Tomaten hinzu. (Gießen Sie mehr Wasser und zusätzliche Gewürze, falls gewünscht.) Köcheln Sie 15 Minuten lang bei niedriger Hitze.

Gießen Sie den Zitronensaft hinzu und rühren Sie die Suppe um. Fügen Sie den Koriander oder die Petersilie und Salz nach Geschmack hinzu.

Ernährung: Kalorien: 123, Fette: 3 g, Ballaststoffe: 5 g, Kohlenhydrate: 19 g, Eiweiß: 5 g

Seiten

Mediterrane Spaghetti

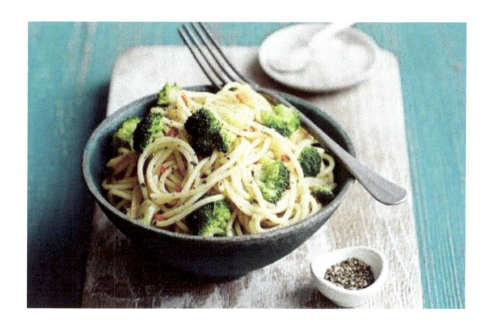

Zubereitungszeit: 10 Minuten

Kochzeit: 10 Minuten

Portionen: 2

Zutaten:

- 1/3 Tasse Brokkoli
- 200 g Vollkorn-Spaghetti
- 60 g Parmesan, gehobelt

- ½ Teelöffel gemahlener schwarzer Pfeffer
- 1 Tasse Wasser, zum Kochen

Wegbeschreibung:

Schneiden Sie den Brokkoli in kleine Röschen.

Gießen Sie Wasser in den Topf. Bringen Sie es zum Kochen.

Brokkoli röschen und Spaghetti hinzufügen.

Schließen Sie den Deckel und kochen Sie die Zutaten für 10 Minuten.

Dann Wasser ablassen.

Fügen Sie gemahlenen schwarzen Pfeffer und geriebenen Parmesan hinzu. Schütteln Sie die Spaghetti gut durch.

Nährwerte: Kalorien 430, Fett 8,8 g, Ballaststoffe 9,3 g, Kohlenhydrate 72,4 g, Eiweiß 23,6 g

Hummus Nudeln

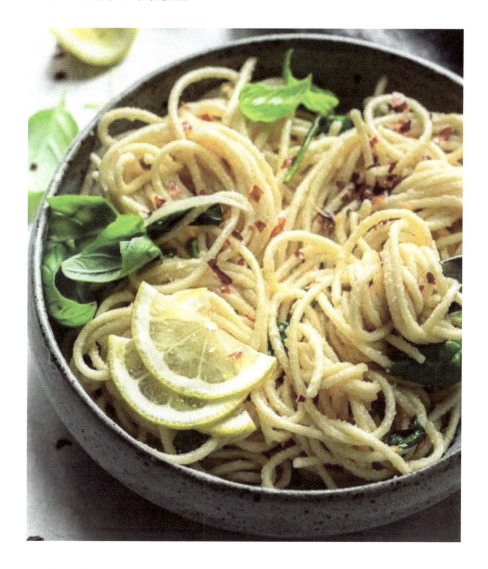

Zubereitungszeit: 10 Minuten

Kochzeit: 15 Minuten

Portionen: 4

Zutaten:

- 300 g Soba-Nudeln
- ½ Teelöffel italienisches Gewürz
- ¼ Teelöffel Salbei
- ¾ Teelöffel gemahlener Koriander
- 4 Teelöffel Hummus
- 1 Teelöffel Butter, erweicht
- 2 Tassen Wasser, zum Kochen

Wegbeschreibung:

Gießen Sie Wasser in den Topf. Bringen Sie die Flüssigkeit zum Kochen.

Soba-Nudeln, Salbei und gemahlenen Koriander hinzufügen.

Kochen Sie die Nudeln 15 Minuten lang bei mittlerer bis hohe Hitze. Die gekochten Soba-Nudeln sollten weich sein.

Dann Wasser ablassen.

Mischen Sie Soba-Nudeln, Butter und italienische Gewürze zusammen.

Die gekochten Nudeln in die Schüsseln geben und mit Hummus belegen.

Nährwerte: Kalorien 256, Fett 2,1 g, Ballaststoffe 0,3 g, Kohlenhydrate 53,6 g, Eiweiß 10,6 g

Champignon-Knoblauch-Spaghetti

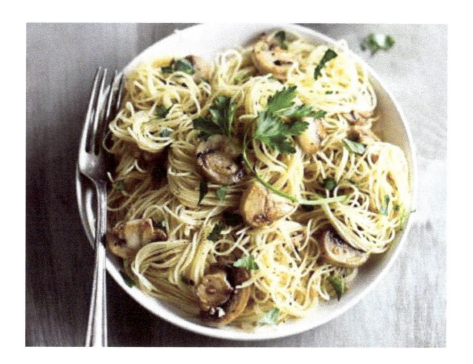

Zubereitungszeit: 10 Minuten

Kochzeit: 20 Minuten

Portionen: 4

Zutaten:

- ½ Tasse weiße Champignons, gehackt
- 3 Knoblauchzehen, gewürfelt
- 2 Esslöffel Sesamöl
- ½ Teelöffel Chiliflocken

- 1 Teelöffel Salz
- 1 Teelöffel getrockneter Majoran
- 300 g Vollkorn-Buchweizen-Spaghetti
- 1 Tasse Wasser, zum Kochen

Wegbeschreibung:

Geben Sie Sesamöl in die Pfanne und erhitzen Sie es.

Champignons und Knoblauch hinzufügen. Gut verrühren.

Bestreuen Sie das Gemüse mit Chiliflocken, Salz und getrocknetem Majoran.

Gießen Sie Wasser in den Topf und bringen Sie es zum Kochen.

Fügen Sie Buchweizenspaghetti hinzu und kochen Sie sie nach Anleitung des Herstellers.

Wasser von den Spaghetti abgießen und sie in die Pilzmischung geben.

Spaghetti gut durchmischen und 5 Minuten bei mittlerer bis niedrige Hitze kochen.

Nährwerte: Kalorien 303, Fett 8,7 g, Ballaststoffe 5,2 g, Kohlenhydrate 52,4 g, Eiweiß 10,4 g

Nudeln mit cremiger Soße

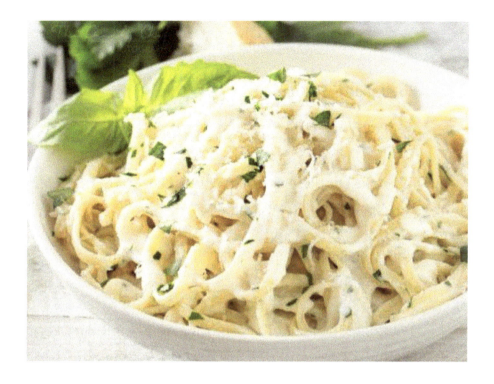

Zubereitungszeit: 10 Minuten

Kochzeit: 7 Minuten

Portionen: 2

Zutaten:

- 200 g Quinoa-Nudeln
- 1 Esslöffel frischer Dill, gehackt
- 1 Esslöffel frischer Koriander, gehackt

- ½ Teelöffel gemahlener schwarzer Pfeffer
- 30 g Parmesan, gerieben
- ½ Tasse Milch
- 1 Tasse Wasser, zum Kochen

Wegbeschreibung:

Gießen Sie Wasser in den Topf und bringen Sie es zum Kochen.

Fügen Sie Quinoa-Nudeln hinzu und kochen Sie sie 2 Minuten lang. Gießen Sie das Wasser ab.

Bestreuen Sie die Nudeln mit Dill, Koriander und gemahlenem schwarzen Pfeffer.

Dann die Milch zum Kochen bringen und mit dem Parmesan verrühren. Gut umrühren, bis der Käse geschmolzen ist.

Gießen Sie die Milchsoße über die Nudeln.

Nährwerte: Kalorien 252, Fett 6,3 g, Ballaststoffe 2,8 g, Kohlenhydrate 39 g, Eiweiß 10,9 g

Feta-Makkaroni

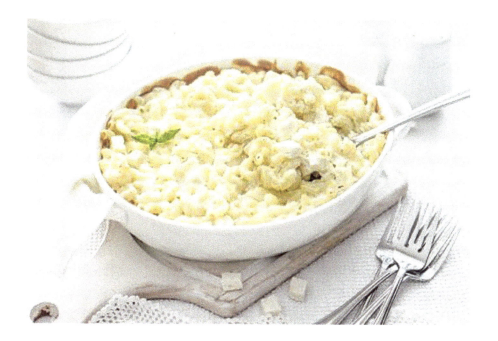

Zubereitungszeit: 15 Minuten

Kochzeit: 25 Minuten

Portionen: 4

Zutaten:

- 250 g Vollkorn-Makkaroni
- 120 g Feta-Käse, zerkrümelt
- 2 Eier, verquirlt
- ½ Teelöffel Chili-Pfeffer

- 1 Teelöffel Mandelbutter
- 1 Tasse Wasser, zum Kochen

Wegbeschreibung:

Mischen Sie Wasser und Makkaroni zusammen und kochen Sie sie nach den Anweisungen des Herstellers.

Dann Wasser ablassen.

Mandelbutter, Chilischote und Feta-Käse hinzufügen. Gut durchmischen.

Die Masse in die Auflaufform geben und gut flachdrücken.

Verquirlte Eier über die Makkaroni gießen und 10 Minuten bei 180 °C backen.

Nährwerte: Kalorien 262, Fett 11,4 g, Ballaststoffe 4,2 g, Kohlenhydrate 27,2 g, Eiweiß 13,9 g

Caprese Nudelsalat

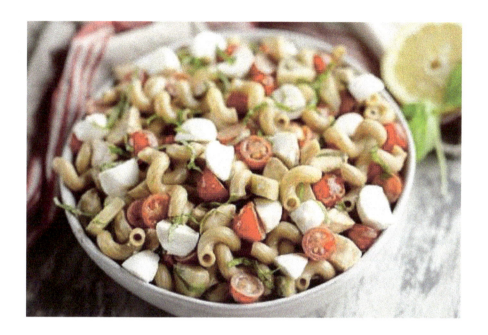

Zubereitungszeit: 10 Minuten

Kochzeit: 15 Minuten

Portionen: 2

Zutaten:

- 150 g Vollkorn-Ellbogen-Makkaroni
- 1 Esslöffel frisches Basilikum
- ¼ Tasse Mozzarella in Kirschgröße
- ½ Tasse Kirschtomaten, halbiert
- 1 Esslöffel Olivenöl

- 1 Teelöffel getrockneter Majoran
- 1 Tasse Wasser, zum Kochen

Wegbeschreibung:

Kochen Sie die Ellenbogenmakkaroni 15 Minuten lang in Wasser. Wasser abgießen und Makkaroni etwas abkühlen lassen.

Hacken Sie frisches Basilikum grob und geben Sie es in die Salatschüssel.

Mozzarella, Kirschtomaten, getrockneten Majoran, Olivenöl und Makkaroni hinzufügen.

Mischen Sie den Salat gut durch.

Nährwerte: Kalorien 170, Fett 9,7 g, Ballaststoffe 1,1 g, Kohlenhydrate 15 g,
Eiweiß 6 g

Basilikum-Buchweizen-Nudeln

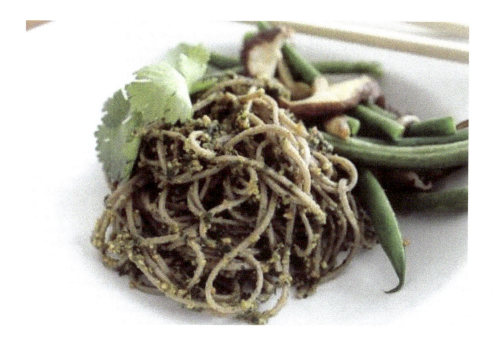

Zubereitungszeit: 8 Minuten

Kochzeit: 20 Minuten

Portionen: 4

Zutaten:

- 1 Tasse frisches Basilikum
- 250 g Buchweizennudeln
- ½ Teelöffel Salz
- 1 Esslöffel Mandeln, gehackt

- 20 g Parmesan, gerieben
- ½ Teelöffel getrockneter Oregano
- ¾ Teelöffel Chili-Pfeffer
- ½ Teelöffel Kokosnussöl
- 1 Tasse Wasser, zum Kochen

Wegbeschreibung:

Bringen Sie das Wasser zum Kochen und fügen Sie die Nudeln hinzu.

Kochen Sie es 10 Minuten lang. Gießen Sie das Wasser ab.

Danach Kokosöl in die Pfanne geben und schmelzen lassen.

Geben Sie in den Mixer: Salz, Mandeln, Parmesan, Oregano, Chilipfeffer und frisches Basilikum. Mixen Sie, bis die Mischung glatt ist.

Die Basilikummischung in das heiße Kokosöl geben und 2 Minuten braten.

Dann gekochte Buchweizennudeln hinzugeben und gut durchmischen.

Kochen Sie das Gericht weitere 3 Minuten.

Nährwerte: Kalorien 247, Fett 3,3 g, Ballaststoffe 3,4 g, Kohlenhydrate 50,8 g, Eiweiß 9,7 g

Tomate Nudeln Bohnen

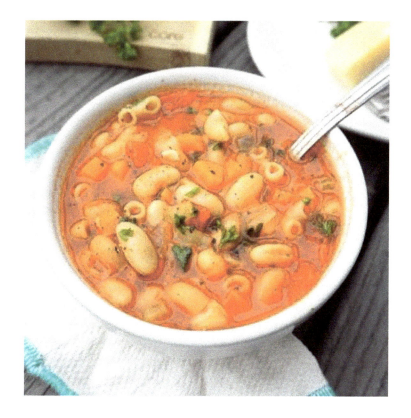

Zubereitungszeit: 7 Minuten

Kochzeit: 10 Minuten

Portionen: 4

Zutaten:

- 90 g rote Kidneybohnen, Dose
- 1 Teelöffel Tomatenmark
- 200 g Quinoa-Nudeln

- 1 Tomate, gewürfelt
- 1 Teelöffel Olivenöl
- ¼ gelbe Zwiebel, gewürfelt
- 1/3 Karotte, gehackt
- 1 Teelöffel Mandelbutter
- 1 Tasse Wasser, zum Kochen

Wegbeschreibung:

Geben Sie Mandelbutter in die Pfanne und schmelzen Sie sie.

Fügen Sie gehackte Karotten, Tomaten und gelbe Zwiebeln hinzu. Kochen Sie das Gemüse 7 Minuten lang bei mittlerer Hitze. Rühren Sie es von Zeit zu Zeit um.

Bringen Sie in der Zwischenzeit das Wasser zum Kochen. Geben Sie die Quinoa-Nudeln hinzu und kochen Sie sie 2 Minuten lang bei mittlerer Hitze. Gießen Sie das Wasser ab.

Nudeln in die Gemüsemischung geben.

Dann Tomatenmark, rote Kidneybohnen und Olivenöl hinzufügen.

Kochen Sie die Nudeln 5 Minuten lang bei starker Hitze. Rühren Sie sie mit Hilfe des Spatels alle 1 Minute um.

Nährwerte: Kalorien 267, Fett 5,5 g, Ballaststoffe 6,3 g, Kohlenhydrate 46,4 g, Eiweiß 9,5 g

Kauende Gerste

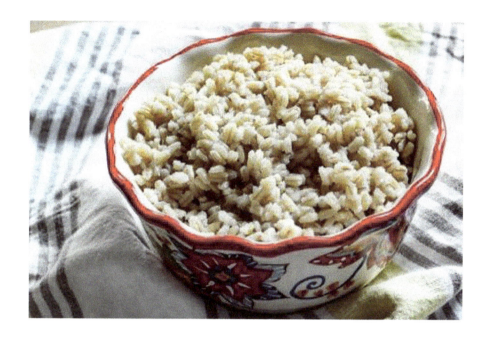

Zubereitungszeit: 6 Minuten

Kochzeit: 25 Minuten

Portionen: 2

Zutaten:

- 1/3 Tasse Gerste
- 120 g Rinderbrühe
- ½ Teelöffel Salz
- ¾ Teelöffel Currypaste
- 1 Teelöffel Sesamöl

Wegbeschreibung:

Gerste und Rinderbrühe in die Pfanne geben.

Fügen Sie Salz, Currypaste und Sesamöl hinzu.

Verrühren Sie die Zutaten, bis die Currypaste aufgelöst ist.

Schließen Sie dann den Deckel und bringen Sie es zum Sieden.

Kochen Sie die Gerste bei geschlossenem Deckel 20 Minuten lang.

Nährwerte: Kalorien 150, Fett 4,4 g, Ballaststoffe 5,3 g, Kohlenhydrate 23,3 g, Eiweiß 5,1 g

Wildreis-Eintopf

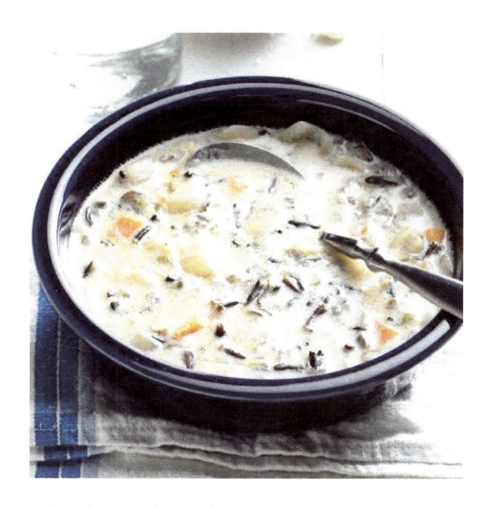

Zubereitungszeit: 10 Minuten

Kochzeit: 40 Minuten

Portionen: 5

Zutaten:

- 1 Tasse langkörniger brauner Reis (Wildreis)
- 90 g Lauch, gewürfelt
- 1 weiße Zwiebel, gewürfelt
- 1 Teelöffel Kurkuma
- 1 Karotte, geschält, gewürfelt
- ½ Teelöffel Chiliflocken
- 3 Tassen Hühnerbrühe
- 1 Teelöffel Salz
- 1 Aubergine, gewürfelt
- 1 Esslöffel Olivenöl
- 2 Tassen Wasser

Wegbeschreibung:

Gießen Sie das Olivenöl in die Pfanne.

Geben Sie die Aubergine hinzu und braten Sie sie 3 Minuten bei mittlerer Hitze.

Geben Sie dann das Gemüse in die Pfanne.

Zwiebel und Lauch in die Pfanne geben. Braten Sie sie 3 Minuten lang an. Rühren Sie sie von Zeit zu Zeit um.

Geben Sie das gebratene Gemüse mit in die Pfanne.

Danach rösten Sie die Karotte für 4 Minuten und geben sie ebenfalls in die Pfanne.

Braunen Reis, Kurkuma, Chiliflocken, Hühnerbrühe, Salz und Wasser in die Pfanne geben.

Rühren Sie die Eintopfmischung an und schließen Sie den Deckel.

Köcheln Sie den Eintopf 30 Minuten lang bei mittlerer bis niedrige Hitze.

Nährwerte: Kalorien 217, Fett 4,4 g, Ballaststoffe 5,7 g, Kohlenhydrate 40,8 g, Eiweiß 4,8 g

Kürbispüree

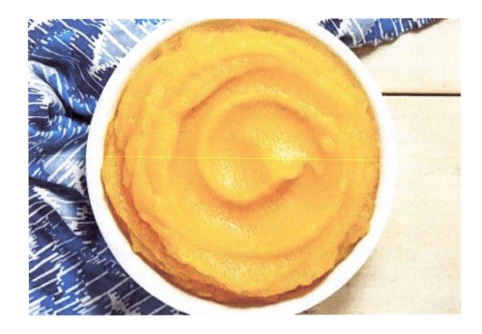

Zubereitungszeit: 10 Minuten

Kochzeit: 30 Minuten

Portionen: 4

Zutaten:

- 300 g Kürbis, geschält
- ½ Teelöffel Butter
- ¾ Teelöffel gemahlener Ingwer
- 1/3 Teelöffel Salz

Wegbeschreibung:

Den Kürbis in Würfel schneiden und im vorgeheizten Backofen bei 180 °C 30 Minuten backen oder bis den Kürbis weich ist.

Danach geben Sie die Kürbiswürfel in die Küchenmaschine.

Butter, Salz und gemahlenen Ingwer hinzufügen.

Pürieren Sie das Gemüse, bis Sie Püree erhalten, oder verwenden Sie für diesen Schritt den Kartoffelstampfer.

Nährwerte: Kalorien 30, Fett 0,7 g, Ballaststoffe 2,1 g, Kohlenhydrate 6 g,
Eiweiß 0,8 g

Blumenkohl-Reis

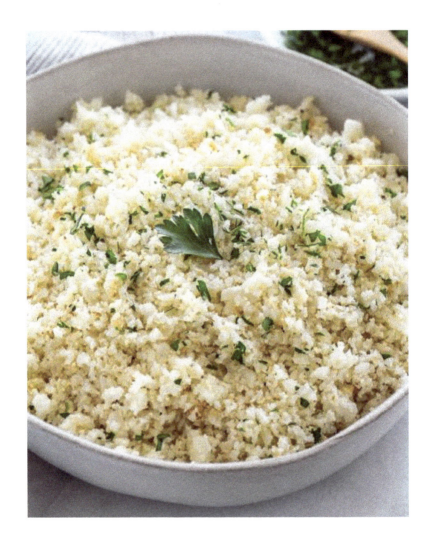

Zubereitungszeit: 10 Minuten

Kochzeit: 10 Minuten

Portionen: 2

Zutaten:

- 250 g Blumenkohl
- 1 Teelöffel Erdnussbutter
- ¼ Teelöffel Chili-Pfeffer
- 1 Esslöffel frischer Dill, gehackt
- 1/3 Tasse Rinderbrühe

Wegbeschreibung:

Zerkleinern Sie den Blumenkohl, bis Sie Blumenkohlreis erhalten.

Geben Sie die Erdnussbutter in den Topf und schmelzen Sie sie.

Fügen Sie geschredderte Blumenkohl hinzu. Mit Chilischote und Dill bestreuen. Gut durchmischen.

Braten Sie den Blumenkohl 2 Minuten lang.

Dann Rinderbrühe hinzufügen und die Mischung zum Kochen bringen.

Lassen Sie die Beilage 3 Minuten bei mittlerer Hitze köcheln.

Nährwerte: Kalorien 51, Fett 1,8 g, Ballaststoffe 2,9 g, Kohlenhydrate 6,9 g,
Eiweiß 3,8 g

Brokkoli-Püree

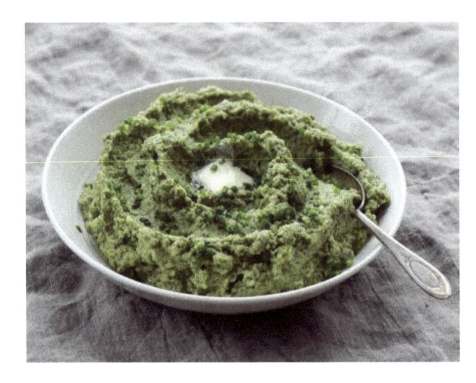

Zubereitungszeit: 10 Minuten

Kochzeit: 15 Minuten

Portionen: 6

Zutaten:

- 450 g Brokkoli, geputzt
- 1 Tasse Hühnerbrühe
- 1 Teelöffel Butter

- 1 Teelöffel Salz

Wegbeschreibung:

Legen Sie das Backblech mit Backpapier aus.

Schneiden Sie den Brokkoli in die Röschen und legen Sie ihn auf das Backpapier.

Bestreuen Sie sie mit Salz und backen Sie sie 10 Minuten bei 180 °C.

In der Zwischenzeit gießen Sie die Hühnerbrühe in die Pfanne und bringen sie zum Kochen.

Gebackene Blumenkohlröschen hinzufügen und weichkochen.

Gießen Sie dann ½ Teil der Hühnerbrühe ab. Sie können weniger Flüssigkeit übriglassen, wenn der Brokkoli saftig ist.

Pürieren Sie den Brokkoli, bis Sie eine weiche und fluffige Textur erhalten.

Butter hinzufügen und mit Hilfe des Löffels verrühren.

Nährwerte: Kalorien 33, Fett 1 g, Ballaststoffe 2 g, Kohlenhydrate 5,1 g,
Eiweiß 2,2 g

Schweizer Käsespätzle

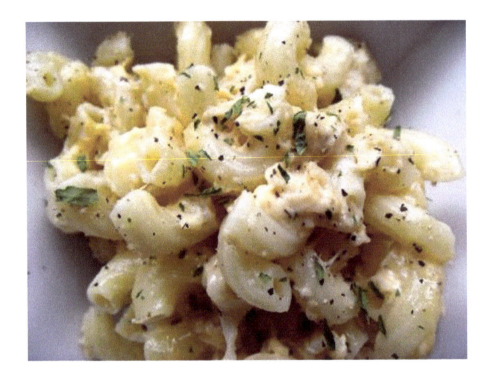

Zubereitungszeit: 10 Minuten

Kochzeit: 15 Minuten

Portionen: 2

Zutaten:

- 150 g Vollkornnudeln
- 30 g Schweizer Käse, geraspelt
- 1 Esslöffel Mascarpone

- ½ Teelöffel Salz
- 1 Tasse Wasser, zum Kochen

Wegbeschreibung:

Nudeln 15 Minuten lang in Wasser kochen.

Dann Wasser ablassen.

Salz und Mascarpone hinzufügen. Nudeln vorsichtig mit Hilfe des Löffels vermengen.

Fügen Sie den geraspelten Käse hinzu und schütteln Sie ihn vorsichtig.

Die Nudeln sind gekocht, wenn der Käse geschmolzen ist.

Nährwerte: Kalorien 186, Fett 6,1 g, Ballaststoffe 4 g, Kohlenhydrate 23,1 g,
Eiweiß 9,8 g

Tortellini-Salat

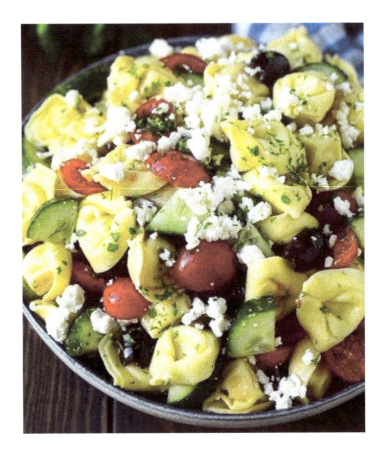

Zubereitungszeit: 10 Minuten

Kochzeit: 15 Minuten

Portionen: 6

Zutaten:

- 200 g Tortellini
- 90 g Feta-Käse, zerkrümelt

- 5 Kalamata-Oliven, zerkleinert
- 1 Paprika, gewürfelt
- 1/3 Tasse frischer Koriander, gehackt
- 1 Esslöffel Sesamöl
- ½ Teelöffel Sesamsamen
- 1 Teelöffel frisches Basilikum, gehackt
- 1 Teelöffel Salz
- 1 Tasse Wasser, zum Kochen

Wegbeschreibung:

Bringen Sie das Wasser zum Kochen, fügen Sie die Tortellini hinzu und kochen Sie sie nach den Anweisungen des Herstellers.

Dann Wasser abgießen und Tortellini abkühlen lassen.

Fügen Sie Kalamata-Oliven, gehackte Paprika, Koriander, Sesamsamen, Sesamöl, Basilikum und Salz hinzu.

Dann Feta-Käse hinzufügen.

Schütteln Sie den Salat gut durch.

Nährwerte: Kalorien 173, Fett 8,7 g, Ballaststoffe 1,7 g, Kohlenhydrate 16,8 g, Eiweiß 7,3 g

Speck Linguine Nudeln

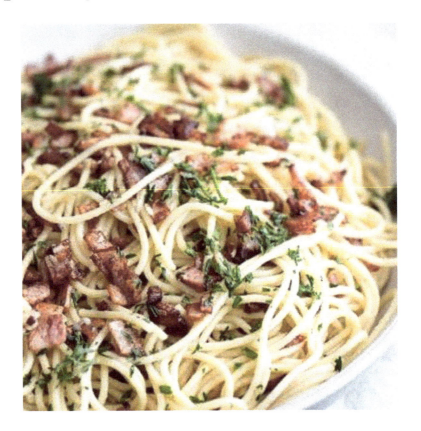

Zubereitungszeit: 10 Minuten

Kochzeit: 20 Minuten

Portionen: 2

Zutaten:

- 1 Ei, verquirlt
- 150 g Linguine
- 30 g Speck, gewürfelt

- ½ Teelöffel Rapsöl
- 1 Tasse Kirschtomaten, halbiert
- 30 g Romano-Käse, gerieben
- 30 g Schalotte, gewürfelt
- 2 Tassen Wasser

Wegbeschreibung:

Gießen Sie Wasser in den Topf und bringen Sie es zum Kochen.

Geben Sie die Linguine hinzu und kochen Sie sie nach den Anweisungen des Herstellers.

Wenn die Linguine gekocht sind, lassen Sie ½ Teil des Wassers ab.

Geben Sie den Speck in die Pfanne, fügen Sie Rapsöl hinzu und braten Sie ihn 5 Minuten oder bis er knusprig ist.

Gekochten Speck in die Linguine geben.

Dann Schalotte, geriebenen Romano-Käse, Kirschtomaten und verquirltes Ei hinzufügen.

Mischen Sie die Nudeln vorsichtig, bis sie homogen sind und das Ei aufgelöst ist.

Nudeln 3 Minuten bei mittlerer bis niedrige Hitze köcheln lassen.

Nährwerte: Kalorien 182, Fett 7,3 g, Ballaststoffe 0,5 g, Kohlenhydrate 18,9 g, Eiweiß 10,1 g

Rezepte für Desserts und Snacks

Nur weil die Mittelmeerdiät zu den gesündesten Diäten zum Abnehmen gehört, heißt das nicht, dass Nachtisch und andere süße Genüsse gänzlich vom Speiseplan gestrichen sind. Gelegentlich können Sie sich eine kleine Portion Baklava gönnen - ein klassisches mediterranes Gebäck aus mehreren Schichten hauchdünnen Teigs mit einer Füllung aus gemahlenen Nüssen und getränkt in Honig - oder einen Keks, der mit extra nativem Olivenöl gebacken wird. Die bevorzugte Nachspeise im Mittelmeerraum sind jedoch frische Früchte, insbesondere Äpfel, Grapefruits oder die Früchte der Saison. Früchte können auch die Hauptnahrungsmittel bei gesellschaftlichen Feiern sein, auch wenn die meisten Mittelmeervölker sie fast täglich zum Nachtisch essen. Olivenöl ist für die meisten Ihrer Anforderungen bei der Zubereitung von Desserts oder beim Backen sehr zu empfehlen. Abgesehen davon, dass es essentiell für die Ernährung ist, schafft Olivenöl eine wünschenswerte samtige und feuchte Textur, besonders bei gebackenen Desserts. Entdecken Sie in einem der folgenden Rezepte das Geheimnis, wie Sie statt des üblichen Backfetts ein fruchtig schmeckendes und butterartiges Olivenöl verwenden können. Wahrlich, diese mediterranen Desserts schmecken so himmlisch, dass Sie sicher vergessen werden, dass sie eigentlich gut für Sie sind!

Königliche Kalamata Karithopita

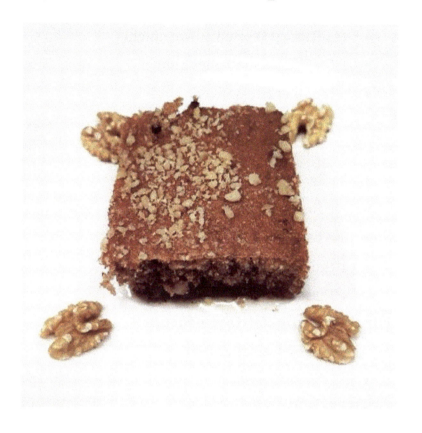

Zubereitungszeit: 15 Minuten

Kochzeit: 40 Minuten

Portionen: 16

Portionsgröße: 1-Scheibe

Zutaten:

Für die Karithopita (Walnusskuchen mit Sirup):

- 1¼-Tassen Weizenvollkornmehl
- 1 Teelöffel gemahlener Zimt
- 1 Teelöffel Backpulver
- ¾-Tasse weißer Zucker
- ½ Teelöffel Salz
- ¼ Teelöffel gemahlene Nelken
- ⅓-Tasse natives Olivenöl extra (als Fette)
- ¾-Tasse Milch
- 1-Stück Ei, verquirlt
- 1 Tasse Walnüsse, fein gehackt

Für den Honig-Zitronen-Sirup:

- ¼-Tasse weißer Zucker
- ¼-Tasse Wasser
- 1 Teelöffel Zitronensaft
- ¼-Tasse Honig

Wegbeschreibung:

1. Heizen Sie Ihren Ofen auf 180 °C vor. Bereiten Sie eine gefettete 9" x 9" Backform vor. Beiseitestellen.

2. Kombinieren und mischen Sie die ersten sechs Karithopita-Zutaten in einer mittelgroßen Rührschüssel. Mischen Sie sie gut, bis sie vollständig eingearbeitet sind. Geben Sie die Mischung in die Rührschüssel Ihres Standmixers.

3. Gießen Sie das Öl, die Milch und das Ei hinein. Schlagen Sie die Mischung auf niedriger Stufe Geschwindigkeit 1 Minute lang zu einer cremigen und dicken Konsistenz verarbeiten, dabei einmal den Boden des Mix Topfs abkratzen, um Klumpen zu vermeiden.

4. Die gehackten Walnüsse manuell mit einem Spatel unterrühren. Übertragen Sie den Teig in die vorbereitete Backform und verteilen Sie ihn gleichmäßig.

5. Stellen Sie die Form in den vorgeheizten Ofen. 40 Minuten backen, bis ein Zahnstocher in der Mitte des Walnusskuchens sauber herauskommt.

6. Lassen Sie den Walnusskuchen in der Pfanne 30 Minuten lang abkühlen. Bereiten Sie in der Zwischenzeit den Honig-Zitronen-Sirup zu.

Für den Zitronen-Honig-Sirup:

1. Rühren Sie den weißen Zucker mit Wasser in einem Kochtopf bei mittlerer Hitze ein. Bringen Sie die Mischung zum Kochen. Reduzieren Sie die Hitze auf niedrig und lassen Sie sie 5 Minuten lang köcheln.

2. Rühren Sie den Zitronensaft und den Honig ein. Nehmen Sie den Topf vom Herd.

3. Machen Sie mit einem Messer kleine Schlitze in einem Rautenmuster auf der Oberseite des Kuchens. Gießen Sie den heißen Sirup über den Walnusskuchen.

Ernährung: Kalorien: 198, Fette: 9,8 g, Ballaststoffe: 0,9 g, Kohlenhydrate: 26,1 g, Eiweiß: 2,9 g

Apfel-Zimt-Kuchen mit Olivenöl gekocht

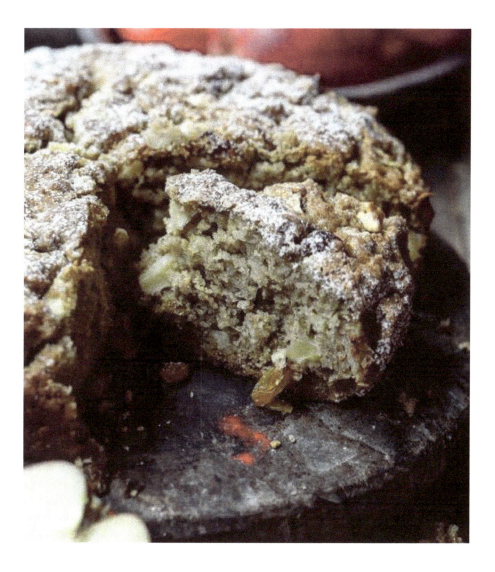

Zubereitungszeit: 20 Minuten

Kochzeit: 60 Minuten

Portionen: 12-Scheiben

Zutaten:

- 4-Eier
- 1 Tasse brauner Zucker +2 Esslöffel für Äpfel
- 1 Tasse natives Olivenöl extra (als Backfett)
- 1 Tasse Milch
- 2 Teelöffel Backpulver
- 2½-Tassen Vollkornmehl
- 1 Teelöffel Vanilleextrakt
- 4 Stück Äpfel, geschält, entkernt, halbiert und in dünne Scheiben geschnitten
- 1½ Teelöffel gemahlener Zimt
- ½-Tasse Walnüsse, gehackt
- ½-Tasse Rosinen
- 3 Esslöffel Sesamsamen

Wegbeschreibung:

1. Heizen Sie Ihren Ofen auf 180 °C vor. Bereiten Sie eine gefettete 9" x 9" Backform vor. Beiseitestellen.

2. Schlagen Sie mit Ihrem elektrischen Handrührgerät die Eier und eine Tasse Zucker 10 Minuten lang. Gießen Sie das Olivenöl ein und schlagen Sie die Mischung 3 Minuten lang.

3. Gießen Sie die Milch ein und fügen Sie das Backpulver, das Weizenmehl und die Vanille hinzu. Schlagen Sie die Mischung für weitere 3 Minuten.

4. Die Hälfte des Teigs in die vorbereitete Backform geben und gleichmäßig verteilen.

5. Kombinieren und mischen Sie die Äpfel, den Zimt, die Walnüsse, die Rosinen und die 2 Esslöffel braunen Zucker in einer Rührschüssel. Mischen Sie gründlich, bis alles gut vermischt ist.

6. Die Apfelmischung über den Teig in der Backform geben und gleichmäßig verteilen.

7. Bestreichen Sie die Apfelmischung mit dem restlichen Teig. Bestreuen Sie den Teig mit den Sesamsamen.

8. Stellen Sie die Form in den vorgeheizten Ofen. 50 Minuten backen, bis ein in die Mitte des Apfel-Zimt-Kuchens gesteckter Zahnstocher sauber herauskommt.

Ernährung: Kalorien: 420, Fette: 23,3 g, Ballaststoffe: 3,5 g, Kohlenhydrate: 49,6 g, Eiweiß: 7,3 g

Natürlich nussig & buttrig Banane Schüssel

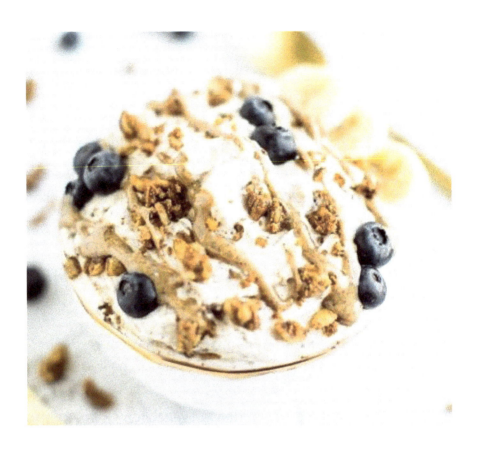

Zubereitungszeit: 5 Minuten

Kochzeit: 0 Minuten

Portionen: 4

Portionsgröße: 1-Tasse

Zutaten:

- 4 Becher griechischer Joghurt mit Vanille
- 2-Stück mittelgroße Bananen, in Scheiben geschnitten
- ¼-Tasse cremige und natürliche Erdnussbutter
- 1 Teelöffel gemahlene Muskatnuss
- ¼-Tasse Leinsamenmehl

Wegbeschreibung:

1. Verteilen Sie den Joghurt gleichmäßig auf vier Servierschalen. Belegen Sie jede Joghurtschale mit den Bananenscheiben.

2. Geben Sie die Erdnussbutter in eine mikrowellensichere Schüssel. Schmelzen Sie die Erdnussbutter 40 Sekunden lang in Ihrer Mikrowelle. Beträufeln Sie einen Esslöffel der geschmolzenen Erdnussbutter über die Bananen für jede Schale.

3. Zum Servieren mit der gemahlenen Muskatnuss und dem Leinsamenmehl bestreuen.

Ernährung: Kalorien: 370, Fette: 10,6 g, Ballaststoffe: 4,7 g, Kohlenhydrate: 47,7 g, Eiweiß: 22,7 g

Quinoa Choco Crunch Gebackene Riegel

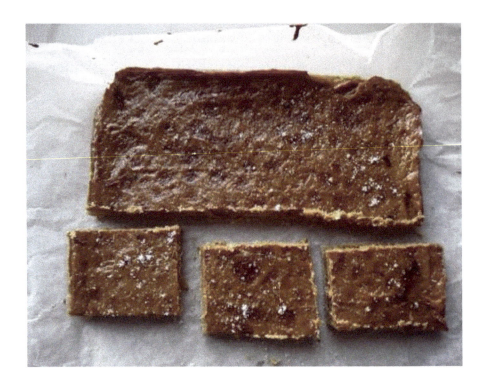

Zubereitungszeit: 5 Minuten

Kochzeit: 20 Minuten

Portionen: 10

Portionsgröße: 2-Quadrat-Riegel

Zutaten:

- 2½ Esslöffel Erdnussbutter mit gerösteten Erdnüssen

- 2 Esslöffel Wasser
- 450 g halbsüße Schokoladentafeln, in kleine Stücke gehackt
- 1 Tasse trockene Quinoa
- ½ Teelöffel Vanille
- 1 Esslöffel natürliche Erdnussbutter

Wegbeschreibung:

1. Heizen Sie 10 Minuten lang einen Topf mit schwerem Boden bei mittlerer bis hohe Hitze vor.

2. Bereiten Sie in der Zwischenzeit ein mit Pergamentpapier ausgelegtes Backblech vor. Beiseitestellen.

3. Stellen Sie einen Erdnussbutter-Nieselregen her, indem Sie die Erdnussbutter mit gerösteten Erdnüssen mit Wasser in einer kleinen Rührschüssel verrühren, bis sie vollständig eingearbeitet ist. Beiseitestellen.

4. Fügen Sie die Quinoa schubweise hinzu, jeweils eine ¼-Tasse zum Aufgehen. Lassen Sie jede Charge am Boden des Topfes sitzen und rühren Sie dabei gelegentlich um. Sobald die Quinoa zu knallen beginnt, schwenken Sie sie 1 Minute lang ständig, bis das Knallen nachlässt. (Dies kann zu schnell geschehen, also achten Sie darauf, dass Sie es abnehmen, damit die Quinoa nicht braun wird). Beiseitestellen.

5. Geben Sie die gehackten Schokoriegel in eine mikrowellengeeignete Rührschüssel. Schmelzen Sie sie 30 Sekunden lang in Ihrer Mikrowelle.

6. Geben Sie die gepoppte Quinoa, Vanille und Erdnussbutter in den mix Topf mit der geschmolzenen Schokolade. Mischen Sie gründlich, bis alles gut vermischt ist.

7. Geben Sie die Schokoladen-Quinoa-Mischung auf das vorbereitete Backblech. Sie müssen die Mischung nicht über das Blech verteilen, sonst wird sie zu dünn. Formen Sie einfach eine grobe quadratische Form der Mischung, etwa einen halben Zentimeter dick, in der Mitte des Blechs.

8. Gießen Sie den Erdnussbutter-Nieselregen über das Schokoladen-Quinoa-Quadrat. Verteilen Sie den Nieselregen mit einem Spatel vorsichtig um das gesamte Quadrat.

9. Kühlen Sie die Mischung eine Stunde lang, bis sie vollständig zu einem festen Kuchen geworden ist. Schneiden Sie den Kuchen zum Servieren in kleine quadratische Riegel.

Ernährung: Kalorien: 170, Fette: 8 g, Ballaststoffe: 3 g, Kohlenhydrate: 24 g, Eiweiß: 4 g

Phyllo-Teig Balkan Baklava

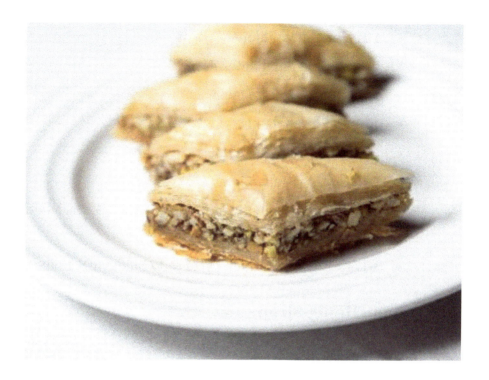

Zubereitungszeit: 30 Minuten

Zubereitungszeit: 35 Minuten

Portionen: 18

Portionsgröße: 1-Scheibe

Zutaten:

Für das Baklava:

- 12 Blatt Phyllo-Teig
- 1 Teelöffel gemahlene Nelken
- 2 Teelöffel gemahlener Zimt
- 2 Tassen Walnüsse, gehackt
- 1-Tasse Sesamsamen
- 2-Tassen Mandeln, gehackt
- 3 Esslöffel Honig
- 1 Tasse natives Olivenöl extra (zum Bestreichen des Teigs)
- 18 Stück ganze Nelken (1 für jede Baklava-Scheibe)

Für den Honig-Sirup:

- 1 St. Zitrone, Schale
- 1-Zimtstange
- 2 Tassen Zucker
- 1 Tasse Honig
- 2 Tassen Wasser
- 1-Stück Zitrone, Saft

Wegbeschreibung:

Für das Baklava:

1. Heizen Sie Ihren Backofen auf 180 °C vor

2. Mischen Sie die gemahlenen Nelken, Zimt, Walnüsse, Sesam und Mandeln mit Honig in einer Rührschüssel.

3. Pinseln Sie 4 Blätter Phyllo-Teig beidseitig mit Olivenöl ein. Legen Sie die geölten Blätter übereinander in eine 9" x 9" große Backform.

4. Die Hälfte der Nussmischung auf die geölten Bleche geben und gleichmäßig verteilen.

5. Einen weiteren Satz von 4 Blättern Phyllo-Teig auf beiden Seiten mit Olivenöl bestreichen. Diesen Satz geölter Blätter über die Nussmischung legen.

6. Leeren Sie den mix topf mit der restlichen Nussmischung über die geölten Blätter und verteilen Sie sie gleichmäßig. Die Nussmischung mit dem letzten Satz von 4 Blättern Phyllo-Teig bedecken und auf die gleiche Weise wie die anderen vorherigen Sätze bestreichen.

7. Schneiden Sie die Baklava in 18 gleichgroße Stücke. Belegen Sie jede Scheibe mit einer ganzen Nelke.

8. Stellen Sie die Backform in den vorgeheizten Ofen. 35 Minuten backen, bis die Oberseite goldbraun wird. Bereiten Sie den Honigsirup vor, während das Baklava backt.

Für den Honig-Sirup:

1. Kombinieren Sie die Zitronenschale, die Zimtstange und den Zucker mit dem Honig und dem Wasser in einem Kochtopf bei mittlerer Hitze. Bringen Sie die Mischung zum Kochen. Reduzieren Sie die Hitze auf niedrig und köcheln Sie 15 Minuten lang. Lassen Sie den Sirup abkühlen, bevor Sie den Zitronensaft einrühren.

2. Nehmen Sie die Baklava aus dem Ofen. Zum Servieren den Honigsirup großzügig über das Baklava gießen.

Ernährung: Kalorien: 482, Fette: 24,4 g, Ballaststoffe: 4,6 g, Kohlenhydrate: 56,2 g, Eiweiß: 6 g

Potpourri aus Pflaume, Pistazien & Granatapfel

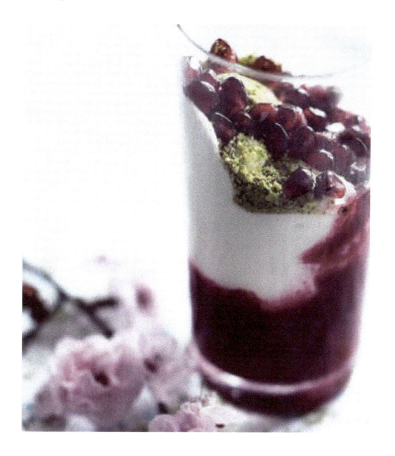

Zubereitungszeit: 30 Minuten

Kochzeit: 30 Minuten

Portionen: 12-Portionen

Zutaten:

- Olivenölnebel

- 1½ Tassen Pistazien, ungesalzen
- ½-Tasse getrocknete Aprikosen, gehackt
- ¼-Tasse Granatapfelkerne
- ¼ Teelöffel gemahlene Muskatnuss
- ¼ Teelöffel gemahlener Piment
- ½ Teelöffel Zimt
- 2 Teelöffel Zucker

Wegbeschreibung:

1. Heizen Sie Ihren Backofen auf 180 °C vor

2. Verteilen Sie die Pistazien gleichmäßig auf einem mit Olivenöl besprühten Backblech. Backen Sie sie 7 Minuten lang, bis sie leicht geröstet sind. Lassen Sie die gerösteten Pistazien vollständig abkühlen.

3. Schwenken Sie die gerösteten Pistazien mit den Aprikosen, Granatapfelkernen, Muskatnuss, Piment, Zimt und Zucker, bis sie vollständig bedeckt sind.

TIPP: Sie können dieses Rezept bis zu 3 Tage vor dem Verzehr vorbereiten. Dieses Dessert-Rezept ist auch ideal für Solo-Snacks oder als Topping auf einem Becher Joghurt

Ernährung: Kalorien: 110, Fette: 7,1 g, Ballaststoffe: 2,1 g, Kohlenhydrate: 11 g, Eiweiß: 3,5 g

Griechisches "Golden Delicious"-Dessert

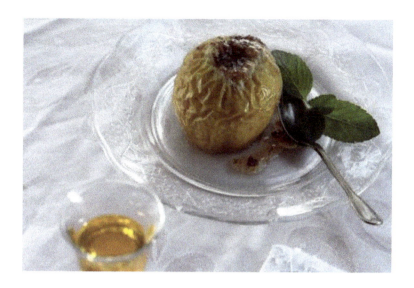

Zubereitungszeit: 10 Minuten

Zubereitungszeit: 35 Minuten

Portionen: 8

Portionsgröße: 1-Scheibe

Zutaten:

- 600 g Golden Delicious-Äpfel, geschält, entkernt und in dünne Scheiben geschnitten (geteilt)
- 2-tgl. Eier
- Schale einer Zitrone, gerieben
- ⅓-Tasse brauner Zucker
- Eine Prise Salz

- ¼-Tasse plus 1 Esslöffel fettarme Milch
- 3 Teelöffel Backpulver
- 1 Tasse abzüglich 1 EL Weizenvollkornmehl, gesiebt
- 1 EL hellbrauner Zucker für das Topping (optional)
- 1 Esslöffel Puderzucker zum Bestäuben

Wegbeschreibung:

1. Heizen Sie Ihren Ofen auf 180 °C vor. Bereiten Sie eine gefettete und mit Mehl bestreute 8" x 8" Backform vor. Beiseitestellen.
2. Kombinieren und mischen Sie die Eier, die Zitronenschale, den Zucker und das Salz in der Rührschüssel Ihres Standmixers. Schlagen Sie zu einer cremigen und dicken Konsistenz.
3. Gießen Sie die Milch ein, und fügen Sie das Backpulver und das Mehl hinzu. Schlagen Sie, bis alles eingearbeitet ist.
4. Geben Sie ⅔ oder 400 g der geschnittenen Äpfel zum Teig. Mischen Sie ihn mit einem Spatel gründlich, bis er vollständig vermischt ist. Geben Sie den Teig in die vorbereitete Backform.
5. Den Teig mit den restlichen Apfelscheiben belegen. Falls gewünscht, mit einem Esslöffel braunem Zucker bestreuen.
6. Stellen Sie die Form in den vorgeheizten Ofen. 35 Minuten backen, bis ein Zahnstocher in der Mitte des Apfelkuchens sauber herauskommt.
7. Zum Servieren den fettarmen Kuchen mit Puderzucker bestäuben.

Ernährung: Kalorien: 116; Fette: 1 g, Ballaststoffe: 1,8 g, Kohlenhydrate: 25,3 g, Eiweiß: 2,4 g

Erdbeeren mit Schokoladenüberzug

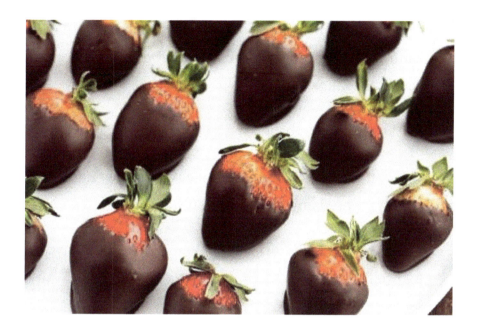

Zubereitungszeit: 15 Minuten

Portionen: 24 Portionen

Zutaten:

- 450 g Milchschokoladenchips
- 2 Esslöffel Backfett
- 450 g frische Erdbeeren mit Blättern

Wegbeschreibung:

In einem Wasserbad die Schokolade schmelzen und kürzer, gelegentlich rühren, bis sie glatt ist. Halten Sie sie an den Zahnstochern fest und tauchen Sie die Erdbeeren in die Schokoladenmischung ein.

Stecken Sie Zahnstocher in die Oberseite der Erdbeeren.

Wenden Sie die Erdbeeren und stecken Sie den Zahnstocher in das Styropor, damit die Schokolade abkühlt.

Nährwerte: 115 Kalorien; 7,3 g Fett; 12,7 g Kohlenhydrate; 1,4 g Eiweiß; 6 mg Cholesterin; 31 mg Natrium

Erdbeer-Engelsfutter-Dessert

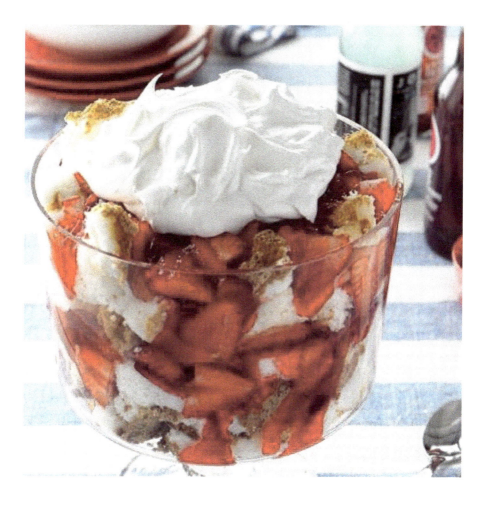

Zubereitungszeit: 15 Minuten

Portionen: 18 Portionen

Zutaten:

- 1 Engelskuchen (25 cm)

- 2 Packungen erweichter Frischkäse
- 1 Tasse weißer Zucker, 1 Behälter (240 g) gefrorener Fluff, aufgetaut
- 1 Liter frische Erdbeeren, in Scheiben geschnitten
- 1 Glas Erdbeerglasur

Wegbeschreibung:

Zerbröseln Sie den Kuchen in eine 22 x 32 cm große Form.

Schlagen Sie den Frischkäse und den Zucker in einer mittelgroßen Schüssel, bis die Mischung leicht und schaumig ist. Rühren Sie das geschlagene Topping ein. Zerdrücken Sie den Kuchen mit den Händen und verteilen Sie die Frischkäsemischung auf dem Kuchen.

Vermengen Sie die Erdbeeren und das Frosting in einer Schüssel, bis die Erdbeeren gut bedeckt sind. Verteilen Sie die Glasur über der Frischkäseschicht. Kühlen Sie den Kuchen bis zum Servieren.

Nährwerte: 261 Kalorien; 11 g Fett; 36,3 g Kohlenhydrate; 3,2 g Eiweiß; 27 mg Cholesterin; 242 mg Natrium

Obst-Pizza

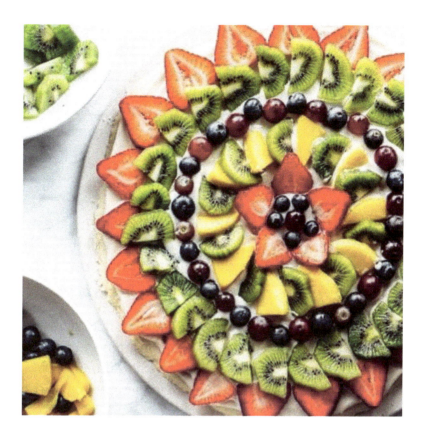

Zubereitungszeit: 30 Minuten

Portionen: 8 Portionen

Zutaten:

- Zuckerplätzchenteig in einer gekühlten Packung zu 30 g (500 g), Frischkäse in einer Packung zu 1 (240 g), erweicht

- 1 (240 g) Tiefgekühlte aufgetaute Füllung, aufgetaut, 2 Tassen frisch geschnittene Erdbeeren
- 1/2 Tasse weißer Zucker, 1 Prise Salz
- 1 Esslöffel Maismehl, 2 Esslöffel Zitronensaft, 1/2 Tasse Orangensaft
- 1/4 Tasse Wasser, 1/2 Teelöffel Orangenschale

Wegbeschreibung:

Heizen Sie den Ofen auf 180 °C vor. Schneiden Sie den Keksteig in Scheiben und legen Sie ihn auf eine gefettete Pizzaplatte. Drücken Sie den Teig flach in die Form. 10 bis 12 Minuten backen. Abkühlen lassen.

Weichen Sie den Frischkäse in einer großen Schüssel auf und rühren Sie dann das geschlagene Topping ein. Verteilen Sie diese über die abgekühlte Kruste. Sie können sich an dieser Stelle einen Moment lang ausruhen oder mit dem Anrichten der Früchte fortfahren.

Beginnen Sie mit halbierten Erdbeeren. Legen Sie sie in einem Kreis um den äußeren Rand. Fahren Sie mit den Früchten Ihrer Wahl fort, indem Sie zur Mitte gehen. Wenn Sie Bananen verwenden, tauchen Sie sie in Zitronensaft, damit sie nicht dunkel werden. Verteilen Sie dann mit einem Löffel eine Soße auf den Früchten.

Kombinieren Sie Zucker, Salz, Maismehl, Orangensaft, Zitronensaft und Wasser in einem Topf. Aufkochen und bei mittlerer Hitze umrühren. Zum Kochen bringen und 1 bis 2 Minuten lang kochen, bis die Masse dickflüssig ist. Vom Herd nehmen und die geriebene Orangenschale hinzufügen. Abkühlen lassen, aber nicht fest werden lassen. Auf die Früchte geben. Zwei Stunden abkühlen lassen, in Viertel schneiden und servieren.

Nährwerte: 535 Kalorien; 30 g Fett; 62,9 g Kohlenhydrate; 5,5 g Eiweiß; 49 mg Cholesterin; 357 mg Natrium

Bananen Foster

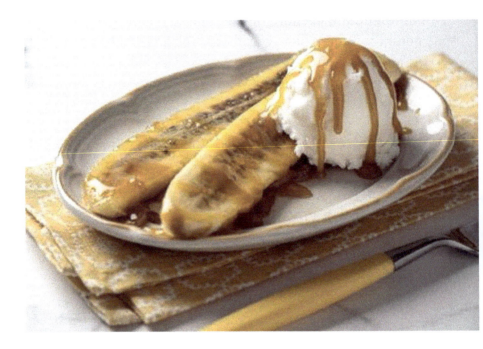

Zubereitungszeit: 5 Minuten

Portionen: 4 Portionen

Zutaten:

- 2/3 Tasse dunkelbrauner Zucker, 1/4 Tasse Butter
- 3 1/2 Esslöffel Rum, 1 1/2 Teelöffel Vanilleextrakt
- 1/2 Teelöffel gemahlener Zimt
- 3 Bananen, geschält und längs und breit geschnitten
- 1/4 Tasse grob gehackte Nüsse, Vanilleeis

Wegbeschreibung:

Die Butter in einer großen, tiefen Bratpfanne bei mittlerer Hitze schmelzen. Zucker, Rum, Vanille und Zimt einrühren. Wenn die Mischung zu sprudeln beginnt, geben Sie die Bananen und Nüsse in die Pfanne. Backen Sie, bis die Bananen heiß sind, 1 bis 2 Minuten. Sofort auf einem Vanilleeis servieren.

Ernährung: 534 Kalorien; 23,8 g Fett; 73,2 g Kohlenhydrate; 4,6 g Eiweiß; 60 mg Cholesterin; 146 mg Natrium.

Cranberry-Orangen-Kekse

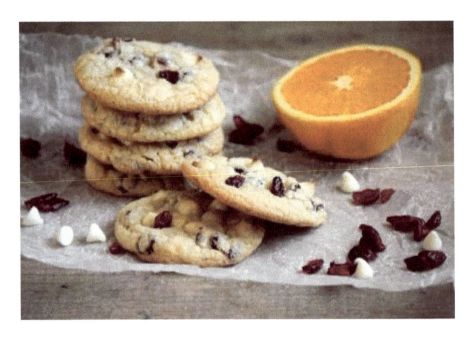

Zubereitungszeit: 20 Minuten

Portionen: 48 Portionen

Zutaten:

- 1 Tasse weiche Butter, 1 Tasse weißer Zucker
- 1/2 Tasse brauner Zucker, 1 Ei, 1 Teelöffel geriebene Orangenschale
- 2 Esslöffel Orangensaft, 2 1/2 Tassen Mehl, 1/2 Teelöffel Backpulver
- 1/2 Teelöffel Salz, 2 Tassen gehackte Preiselbeeren, 1/2 Tasse gehackte Walnüsse (optional)

- 1/2 Teelöffel geriebene Orangenschale, 3 Esslöffel Orangensaft, 1 ½ Tasse Puderzucker

Richtung:

Heizen Sie den Backofen auf 190 °C vor.

Kombinieren Sie Butter, weißen Zucker und braunen Zucker in einer großen Schüssel, bis sie glatt sind. Schlagen Sie das Ei, bis alles gut vermischt ist. 1 Teelöffel Orangenschale und 2 Esslöffel Orangensaft mischen. Mehl, Backpulver und Salz mischen; unter die Orangenmischung rühren. Die Preiselbeeren und, falls verwendet, die Nüsse untermischen, bis sie gut verteilt sind. Den Teig mit einem runden Esslöffel auf ungefettete Backbleche geben. Die Kekse müssen mit einem Abstand von mindestens 5 cm platziert werden.

Im vorgeheizten Backofen 12 bis 14 Minuten backen, bis die Ränder goldbraun sind. Backbleche zum Abkühlen auf Gestellen herausnehmen.

Nehmen Sie eine kleine Schüssel und mischen Sie 1/2 Teelöffel Orangenschale, 3 Esslöffel Orangensaft und die Zutaten für den Zuckerguss. Über die abgekühlten Kekse streichen. So geht's

Ernährung: 110 Kalorien; 4,8 g Fett; 16,2 g Kohlenhydrate; 1,1 g Eiweiß; 14 mg Cholesterin; 67 mg Natrium.

Key Pie Vill

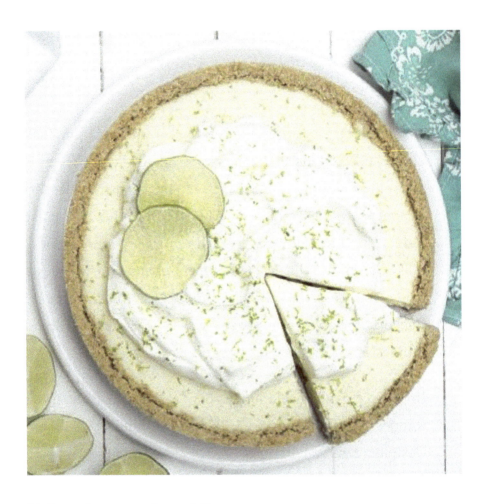

Zubereitungszeit: 15 Minuten

Portionen: 8 Portionen

Zutaten:

- 1 (22 cm) vorbereitete Graham-Cracker-Kruste

- 3 Tassen gezuckerte Kondensmilch
- 1/2 Tasse saure Sahne
- 3/4 Tasse Limettensaft
- 1 Esslöffel geriebene Limettenschale

Wegbeschreibung:

Heizen Sie den Backofen auf 180 °C vor.

Kombinieren Sie die Kondensmilch, die saure Sahne, den Limettensaft und die Limettenschale in einer mittelgroßen Schüssel. Gut mischen und in die Graham-Cracker-Kruste gießen.

Im vorgeheizten Backofen 5 bis 8 Minuten backen, bis kleine Lochblasen an der Oberfläche des Kuchens platzen. NICHT ANBRATEN! Den Kuchen vor dem Servieren gut abkühlen lassen. Nach Belieben mit Limettenscheiben und Schlagsahne dekorieren.

Nährwerte: 553 Kalorien, 20,5 g Fett; 84,7 g Kohlenhydrate; 10,9 g Eiweiß; 45 mg Cholesterin; 324 mg Natrium

Rhabarber-Erdbeer-Crunch

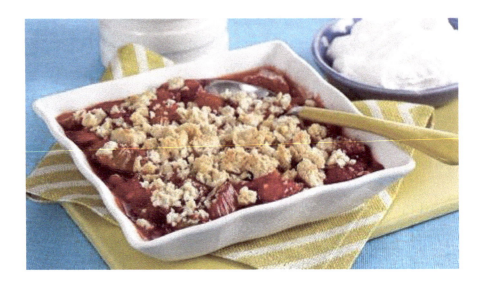

Zubereitungszeit: 15 Minuten

Portionen: 18 Portionen

Zutaten:

- 1 Tasse weißer Zucker, 3 Esslöffel Allzweckmehl
- 3 Tassen frische Erdbeeren in Scheiben geschnitten
- 3 Tassen Rhabarber in Würfel geschnitten
- 1 1/2 Tasse Mehl, 1 Tasse verpackter brauner Zucker
- 1 Tasse Butter, 1 Tasse Haferflocken

Wegbeschreibung:

Heizen Sie den Backofen auf 190 °C vor.

Kombinieren Sie weißen Zucker, 3 Esslöffel Mehl, Erdbeeren und Rhabarber in einer großen Schüssel. Geben Sie die Mischung in eine 22 x 32 cm große Auflaufform.

Mischen Sie 1 1/2 Tassen Mehl, braunen Zucker, Butter und Haferflocken, bis Sie eine krümelige Textur erhalten. Sie können dafür einen Mixer verwenden. Zerbröseln Sie die Mischung aus Rhabarber und Erdbeeren.

Im vorgeheizten Ofen 45 Minuten backen oder bis sie knusprig und hellbraun sind.

Nährwerte: 253 Kalorien; 10,8 g Fett; 38,1 g Kohlenhydrate; 2,3 g Eiweiß; 27 mg Cholesterin; 78 mg Natrium.

Bananendessert mit Schokoladenchips

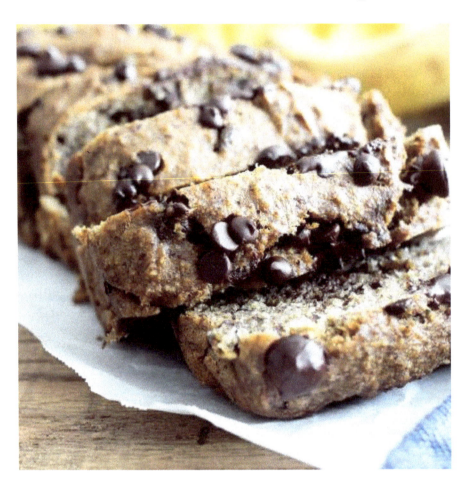

Zubereitungszeit: 20 Minuten

Portionen: 24 Portionen

Zutaten:

- 2/3 Tasse weißer Zucker, 3/4 Tasse Butter
- 2/3 Tasse brauner Zucker, 1 Ei, locker geschlagen

- 1 Teelöffel Vanilleextrakt, 1 Tasse Bananenpüree
- 1 3/4 Tasse Mehl, 2 Teelöffel Backpulver
- 1/2 Teelöffel Salz, 1 Tasse halbsüße Schokoladenchips

Wegbeschreibung:

Heizen Sie den Ofen auf 180 °C vor. Eine 25 x 38 cm große Gelee-Backform einfetten und backen.

Schlagen Sie die Butter, den weißen Zucker und den braunen Zucker in einer großen Schüssel, bis sie hell sind. Schlagen Sie das Ei und die Vanille unter. Das Bananenpüree unterheben. Backpulver, Mehl und Salz in einer anderen Schüssel mischen. Rühren Sie die Mehlmischung unter die Buttermasse. Rühren Sie die Schokoladenchips unter. In der vorbereiteten Pfanne verteilen.

Im vorgeheizten Ofen 20 Minuten backen, bis die Masse weich ist. Vor dem Schneiden in Quadrate abkühlen lassen.

Ernährung: 174 Kalorien; 8,2 g Fett; 25,2 g Kohlenhydrate; 1,7 g Eiweiß; 23 mg Cholesterin; 125 mg Natrium.

Apfelkuchen-Füllung

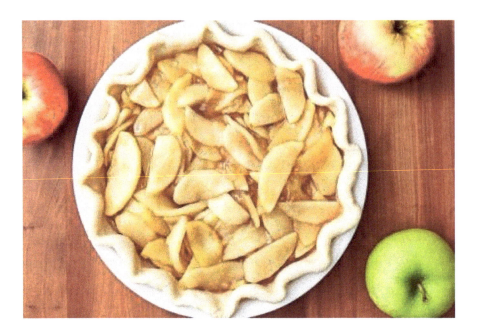

Zubereitungszeit: 20 Minuten

Portionen: 40 Portionen

Zutaten:

- 18 Tassen gehackte Äpfel, 3 Esslöffel Zitronensaft
- 10 Tassen Wasser, 4 1/2 Tassen weißer Zucker
- 1 Tasse Maismehl
- 2 Teelöffel gemahlener Zimt, 1 Teelöffel Salz
- 1/4 Teelöffel gemahlene Muskatnuss

Wegbeschreibung:

Äpfel mit Zitronensaft in einer großen Schüssel mischen und beiseitestellen. Gießen Sie das Wasser in einen niederländischen Ofen bei mittlerer Hitze. Zucker, Maismehl, Zimt, Salz und Muskatnuss in einer Schüssel vermischen. Zum Wasser geben, gut mischen und zum Kochen bringen. 2 Minuten unter ständigem Rühren kochen.

Fügen Sie die Äpfel hinzu und bringen Sie sie erneut zum Kochen. Die Hitze reduzieren, abdecken und köcheln lassen, bis die Äpfel weich sind, etwa 6 bis 8 Minuten. Lassen Sie sie 30 Minuten abkühlen.

In fünf Gefrierbehälter gießen und einen 1 cm großen Freiraum lassen. Nicht länger als eineinhalb Stunden auf Raumtemperatur abkühlen lassen.

Versiegeln und einfrieren. Es kann bis zu 12 Monate gelagert werden.

Ernährung: 129 Kalorien; 0,1 g Fett; 33,4 g Kohlenhydrate; 0,2 g Eiweiß; 0 mg Cholesterin; 61 mg Natrium.

Eiscreme Sandwich Dessert

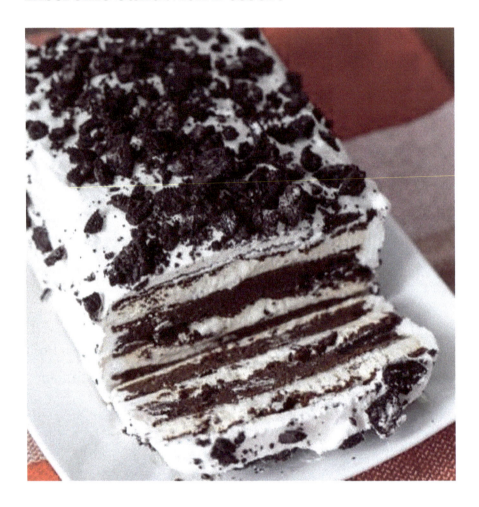

Zubereitungszeit: 20 Minuten

Portionen: 12 Portionen

Zutaten:

- 22 Eiscreme-Sandwiches

- Gefrorenes Schlagsahne-Topping im 450-g-Behälter, aufgetaut
- 1 Glas (350 g) Karamell-Eiscreme
- 1 1/2 Tassen gesalzene Erdnüsse

Wegbeschreibung:

Schneiden Sie ein Sandwich mit Eis in zwei Teile. Legen Sie ein ganzes Sandwich und ein halbes Sandwich auf eine kurze Seite einer 22 x 32 cm großen Backform. Wiederholen Sie dies, bis der Boden bedeckt ist, und legen Sie abwechselnd das ganze Sandwich und das halbe Sandwich auf. Die Hälfte des geschlagenen Belags darauf verteilen. Den Karamell darüber gießen. Mit der Hälfte der Erdnüsse bestreuen. Wiederholen Sie die Schichten mit den restlichen Eissandwiches, Schlagsahne und Erdnüssen. Die Form ist voll. Abdecken und bis zu 2 Monate einfrieren. 20 Minuten vor dem Servieren aus dem Gefrierschrank nehmen. In Quadrate schneiden.

Ernährung: 559 Kalorien; 28,8 g Fett; 70,9 g Kohlenhydrate; 10 g Eiweiß; 37 mg Cholesterin; 322 mg Natrium.

Fazit

Bei der mediterranen Diät gibt es kein Kalorienzählen, kein Fasten und keinen Verzicht auf ganze Lebensmittelgruppen. Die Hauptidee ist eine gute Balance und Mäßigung. Balancieren Sie Ihre Nahrungsaufnahme gut aus und betonen Sie diejenigen, die im Überfluss konsumiert werden können. Übertreiben Sie es nicht - bereiten Sie kleine Portionen zu und konsumieren Sie in Maßen.

Jeder sollte darüber nachdenken, wie die Mittelmeerdiät am besten auf seinen Lebensstil und seinen persönlichen Geschmack zugeschnitten werden kann. Richten Sie Ihren Speiseplan auf die Lebensmittel aus, die diese Diät enthält, und konzentrieren Sie sich auf die Lebensmittel, die Sie am liebsten mögen. Süße Leckereien sind nicht ausgeschlossen, aber es ist wünschenswert, dass sie weniger häufig und in kleineren Mengen konsumiert werden.

Seien Sie körperlich aktiv, indem Sie mindestens 30 Minuten pro Tag oder 150 Minuten pro Woche anstreben. Halten Sie ein gesundes Gewicht. Trinken Sie Alkohol in Maßen und geben Sie Zigaretten auf.

Lightning Source UK Ltd.
Milton Keynes UK
UKHW020811170621
385664UK00001B/261